O Sexo segundo Maia

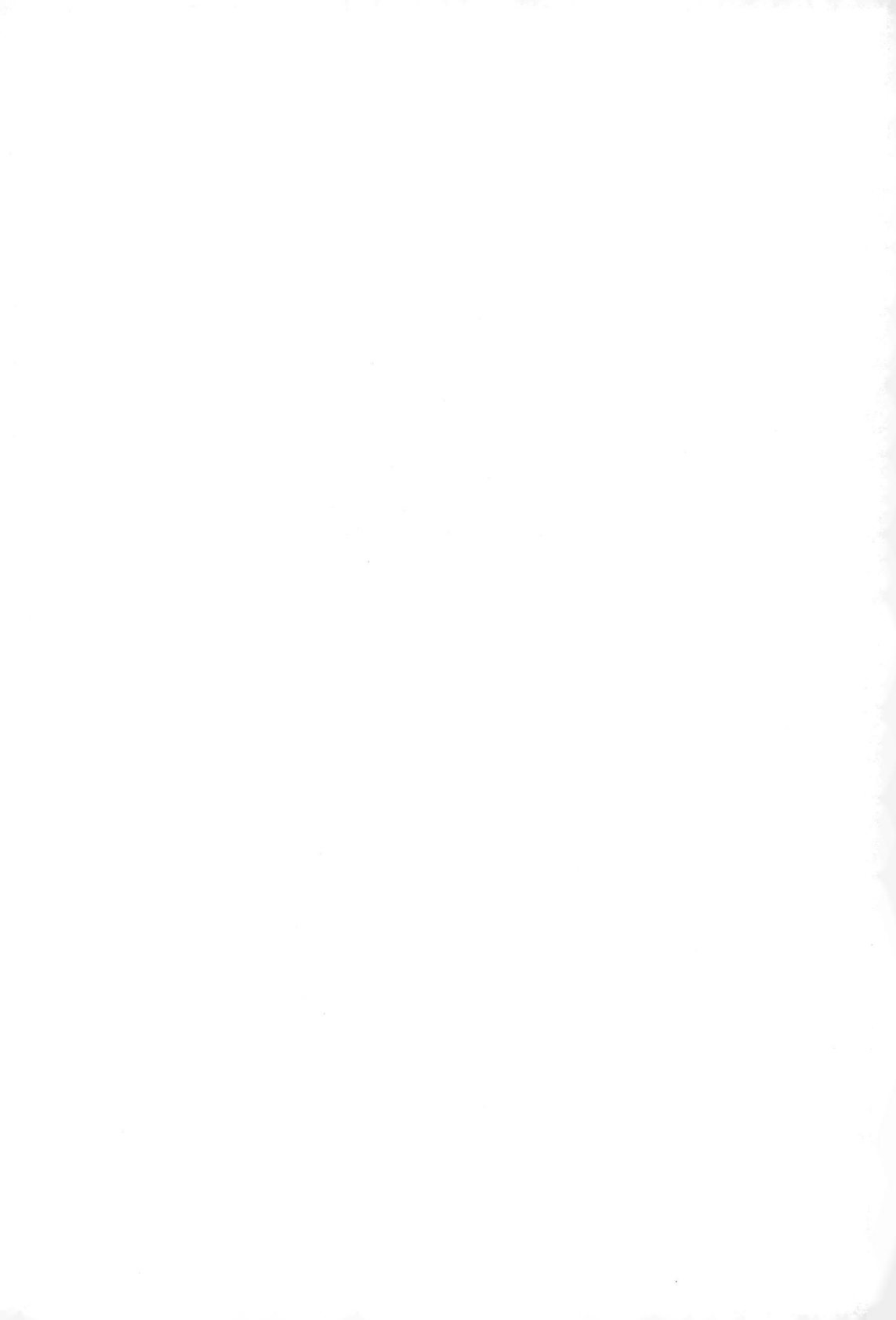

Maïa Mazaurette

O Sexo segundo Maïa
As melhores crônicas da sexpert francesa

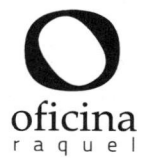

O
oficina
raquel

© 2019, Éditions de La Martinière, 57 rue Gaston Tessier 75019 Paris.
© Oficina Raquel, 2021

EDITORA
Raquel Menezes
Jorge Marques

CAPA, PROJETO GRÁFICO E DIAGRAMAÇÃO
Julio Baptista
jcbaptista@gmail.com

REVISÃO
Oficina Raquel

ASSISTENTE EDITORIAL
Mario Felix

DADOS INTERNACIONAIS DE CATALOGAÇÃO NA PUBLICAÇÃO (CIP)

M475s Mazaurette, Maïa.
O Sexo segundo Maïa: As melhores crônicas da sexpert francesa / Maïa Mazaurette ; tradução de Thereza Christina Rocque da Motta. – Rio de Janeiro: Oficina Raquel, 2021.
210 p. ; 23 cm.

Tradução de: Le sexe selon Maïa.
ISBN 978-65-86280-44-9

1. Crônicas francesas I. Motta, Thereza Christina – Rocque da II. Título.

CDD 843
CDU 821.133.1-32

Bibliotecária: Ana Paula Oliveira Jacques / CRB-7 6963

Este livro, publicado no âmbito do Programa de Apoio à Publicação ano 2020 Carlos Drummond de Andrade da Embaixada da França no Brasil, contou com o apoio do Ministério francês da Europa e das Relações Exteriores.

Cet ouvrage, publié dans le cadre du Programme d'Aide à La Publication année 2020 Carlos Drummond de Andrade de l'Ambassade de France au Brésil, bénéficie du soutien du Ministère de l'Europe et des Affaires étrangères.

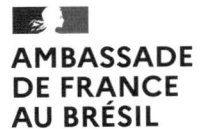

**AMBASSADE
DE FRANCE
AU BRÉSIL**
*Liberté
Égalité
Fraternité*

www.oficinaraquel.com
oficina@oficinaraquel.com
facebook.com/Editora-Oficina-Raquel

Sumário

Prólogo 9

I – Nossos corpos

Belo ou feio, amar nosso sexo é uma questão de ética 13
A vagina perfeita é desejável, e para quem ? 18
O pênis, objeto de clichês numerosos demais 22
Bolas são vida 26
O pênis é um orifício assim como os outros 30
    Testículos 34
Pênis pequeno, grande potencial 35
O mamilo masculino como novo horizonte erótico 39
A castração, temida por alguns, buscada por outros 44
    Clítoris 48
"Clitorianas de todos os países, uni-vos!" 49
É preciso ser magro para dormir com outra pessoa? 54

II – Nossas práticas

É preciso experimentar tudo sexualmente? 61
O grande circo do primeiro encontro 65
    Strap-on 70

As mil virtudes da penetração anal 71
Da normalidade sexual em geral, e do papai-mamãe, em particular 76
Os homens também fingem... Talvez até mais que as mulheres 80
Partilhada, guiada, transcendida: a masturbação é mais que um simples prazer solitário 84
    Masturbação 88
"Sou sempre eu que tomo a iniciativa da relação sexual" 89
Matar cachorro a grito: nossos gemidos sexuais são um fato cultural 93
Fazer gozar uma mulher: uma ciência quase exata 97
A cunilíngua condenada por causa da complexidade? 101
Sexo e performance: menos é mais 105
    Estrela do mar 109

III – Nossos hábitos culturais

Depois do galo francês, o cuco francês 113
    Candaulismo 118
Precisamos manter a libido como se corrêssemos uma maratona? 119
Reestabelecer-se após um fiasco sexual 123
Não, a monogamia não é "um legado puritano tedioso" 127
    Baunilha 131
"A privação sexual é uma construção social, e ela faz estragos" 132
Nada de sexo, obrigado: as novas relações platônicas 136
Orgias mortíferas, prazeres freudianos: pequeno guia do esnobismo sexual 140
Sexualidade: problemas de homens, problemas de mulheres 144
Além do sexo "cerebral" 148
    Galipette 152
Você é uma pornstar e não sabe? 153

IV – Nossos ideais

O desejo sexual pode prescindir da transgressão? 159

O homem é um objeto erótico como os outros 163
    Eros 167
Desconstruir o masoquismo feminino 168
Sexualidade: para acabar com a norma ativo/passivo 173
Pulsões, vontades, desejos: nós temos mesmo necessidade de sexo? 177
Por um direito mínimo a gozar? 181
Hétero, cisgênero e monógamo: quem sonha ainda em ser "normal"? 185
Em defesa do "bom sexo", aquele que nos faz realmente bem 189
    Apimentar 193
O cibersexo não terá lugar 194
Elogio à sexualidade tediosa 198

Epílogo

Carta a um jovem que começa a sua vida sexual 205

Prólogo

Como se pode ser um *sexpert*?¹ Exerço essa profissão desde meus quinze anos, mas as trezentas vezes que ouvi essa palavra, tive um sobressalto. *Expert*, isso me assustava um pouco. E, além disso, parecia ser algo incrivelmente sério. Entretanto, em dado momento, após milhares de artigos (e isto não é nenhum exagero), eu parei de corrigir meus interlocutores. Da mesma forma que parei de explicar de que modo escrever sobre a sexualidade constitui um trabalho tão legítimo quanto escrever sobre esporte ou política (além do mais, nossa sexualidade não carece nem de esporte, nem de política).

Agora, como se pode ser um *sexpert*? Não somos todas e todos *experts* em sexualidade — ao menos na nossa? É precisamente aí que está o X da questão: ainda que o trabalho de cronista seja falar a partir de um ponto de vista específico, esse ponto de vista não pode de forma alguma envolver sua vida pessoal. Muito pelo contrário. De onde vem um paradoxo interessante: uma *sexpert* será constantemente remetida à sua experiência, ou à sua aparência (de acordo com o dia, ela será percebida como hétero, lésbica, jovem, velha, francesa, americana, frustrada, preenchida) — e, no entanto, uma *sexpert* nunca fala de si mesma (até onde se sabe, eu poderia ser uma Uzbek pansexual arromântica de 94 anos).

Tornamo-nos *sexperts* com nossa subjetividade, com a condição de aplicá-la a dados tão objetivos quanto possível. Exatamente da mesma forma que um crítico gastronômico tem seu gosto, desgostos e visão, mas deve saber

---

[1] N.T. Um especialista (expert) em sexo.

deixar de lado as preferências para que as pessoas saibam, se, por este menu de degustação a 89 euros, fora os impostos, vale a pena esperar quatro horas debaixo de chuva.

Certas tendências poderão nos surpreender, nos entreter, nos irritar. Às vezes, não cremos em nossos próprios olhos. Outras, ficamos entediados. Mas é por isso que precisamos observar e dissecar os outros: se todo mundo tivesse uma vida sexual parecida com a minha, eu nada mais teria a escrever. Não sei se gostaria de viver em um universo moldado pelas minhas próprias regras. O que nos leva a um consequência inexorável: ao escrever minhas crônicas, não tenho nenhuma necessidade particular de ter razão. Não preciso que concorde comigo.

Sendo assim, você é colaboradora, colaborador desta compilação. Eu ofereço minha visão. Você completa com a sua, que pode ser diametralmente oposta. Sou uma *sexpert* e não uma guru. Não possuo nenhuma verdade transcendental sobre o "bom sexo" — mas tenho uma ideia precisa do que vem a ser meu ideal. Não sei como salvar o mundo — mas, mesmo assim, lhe explicarei como fazê-lo. Eu não sou uma sexóloga — mas posso ser extremamente técnica.

Posto que sou uma *sexpert*, e não uma guru, isto aqui é apenas uma conversa. Prossigamos com ela, então?

I

Nossos corpos

Belo ou feio, amar nosso sexo é uma questão de ética

Certamente, já ouviu mil vezes que "os pênis são objetivamente feios". Os defensores desse veredicto estético não enfrentam contestação alguma. Mas, se falamos de uma excrescência encimando duas formas vagamente esféricas, em que o pênis difere de um nariz? As pregas de uma vulva não lembram uma orelha? O movimento *body positive* dará panos para manga quando se debruçar sobre nossas partes íntimas, constantemente levadas para o lado cômico ou o patético. Quando veremos as hashtags *#balancetavulve*[1] ou #paudossonhos?

Na realidade, existem, sim, belos sexos. E, até mesmo, concursos de belos sexos. Em 2015, internautas elegeram a mais bela vulva e o mais belo escroto, antes de se voltarem, em 2017, ao mais belo ânus (rápido lembrete aos leigos em anatomia: a vagina se situa no interior do corpo; na ausência de um espéculo e de quatorze lâmpadas 400 watts, ela é invisível). Quanto aos resultados, a análise dos votos mostrou uma preferência pelas vulvas suaves com pequenos lábios não sobressalentes e bolas bem arredondadas, pouco estriadas, situadas logo abaixo do pênis.

---

[1] N.T. "Denuncie a sua vulva", referência à hashtag *#balancetonporc*, "denuncie o seu porco", equivalente ao inglês *#metoo*, que busca o engajamento pela denúncia de atos de agressão sexistas.

Se não há nenhum campeão mundial oficial do mais belo pênis é porque o promotor das outras competições pensou que todo mundo tivesse as mesmas preferências. O que é discutível. Um estudo suíço publicado em 2015 no *Journal of Sexual Medicine* mostrou que as mulheres apreciam, nessa ordem, a aparência cosmética geral do membro, depois a pilosidade, a pele, a circunferência, a forma de sua glande, o comprimento da haste, a aparência dos testículos e, finalmente, a posição da uretra (veja a atenção aos detalhes).[2]

Paradoxo

De resto, se todos os sexos fossem feios, seria de se perguntar por que milagre teríamos complexos nessa área: a feiura teria uma função equalizadora. Sem esperança de atingir qualquer nível de desejabilidade, ninguém se submeteria a um alongamento de pênis, ou a uma redefinição de vulva. Ninguém gastaria fortunas com cremes e outros colorantes íntimos. E, no entanto, fazem isso!

A cirurgia estética e o consumismo revelam inseguranças semelhantes às que tiranizam o restante do nosso corpo: um implicância com a gordura, pelos e rugas — correspondendo à nossa gordofobia, ao nosso desprezo à animalidade, ao nosso terror de envelhecer. Mas, também, de modo mais surpreendente, ao nosso desprezo pelo carnal.

> Mas, se falamos de uma excrescência encimando duas formas vagamente esféricas, em que o pênis difere de um nariz?

Porque, se realmente fosse necessário entrar no molde do sexo comercialmente aceito, alô, tristeza, e cubramos *L'Origine du monde*![3] Não sobraria no menu nada além de um sexo tamanho único, refinado, com ares de desenho infantil: uma vulva plana estilo boneca, um pênis mais plástico do que um *joystick*. Sexos sem amplitude, nem diversidade, suaves, porém secos, coloridos, porém gelados, tão distantes quanto possível não somente do que é um sexo, mas, sobretudo, de para que um sexo serve. O sentir (nervoso) e o parecer (epidérmico) atingem o derradeiro cisma: quanto mais o sexo é (percebido

---

[2] Norma Katharina RuppenGreeff, Daniel M. Weber, Rita Gobet et Markus A. Landolt, "What is a Good Looking Penis? How Women Rate the Penile Appearance of Men with Surgically Corrected Hypospadias" ("O que é um Pênis Bonito? Como as Mulheres Avaliam a Aparência Peniana de Homens com Hipospádias Cirurgicamente Corrigidas"), *Journal of Sexual Medicine*, vol. 12, nº 8, agosto 2015, p. 1737-1745.
[3] N.T. Quadro de Gustave Courbet, em exposição permanente no Musée d'Orsay, que representa uma mulher nua, de pernas abertas, com o sexo à mostra.

como) belo, menos ele é funcional. Quanto mais inspiramos o desejo sexual, menos podemos nos entregar a ele. Admita que é irritante.

Esse paradoxo tem ainda uma nuance: a diferença fundamental entre os cânones estéticos aplicados (ou negados) a cada um dos sexos. O belo pênis, com efeito, traz à tona o imaginário da potência em ação: largura, comprimento, solidez (os pênis no seu estado mais comum, isto é, flácidos, são literalmente desqualificados). O belo pau é invejável, porque oferece muito: incarna, a um só tempo, um argumento de sedução, de performance e de reprodução... ao contrário de uma vulva ideal estreita, tanto mais desejável quanto menos ela oferece. O pênis ultrafuncional é belo. A vulva ultrafuncional é constantemente acusada de se esticar a ponto de ser comparada a um sanduíche de presunto. Veja o nível.

> **A vulva ultrafuncional é constantemente acusada de se esticar a ponto de se comparar a um sanduíche de presunto.**

Ciclo da vergonha interiorizada

Enquanto aguardamos o grande dia[4] (e a erradicação dos nossos "dois pesos, duas medidas" sexistas), os belos sexos continuam a ser percebidos como excepcionais, e são prontamente tidos como irreais ("fomos enganados"). O corpo real, este, sim, é feio. Sempre feio. O aspecto categórico desse julgamento nos leva a questionar: e se nosso desgosto não for somente cultural? E se estiver em nossas vísceras?

De acordo com as pesquisas, nossa aversão teria, de fato, origens evolutivas: ela nos permitiria escapar das infecções. Daí vem a desconfiança associada a um baixo-ventre 'cheiroso' demais, incontrolável demais, próximo demais das zonas de micção e excreção, vítima e culpado de tantos corrimentos. Dentro desse paradigma, nosso higienismo contemporâneo nada mais é do que um retorno às fontes — uma maneira nada absurda de selecionar nossos parceiros sexuais.

E outra, por que seria necessário achar tudo belo, o tempo todo? Se nossa libido funciona a despeito dessa feiura genital, por que contrariá-la? Bem, o problema é que não para por aí. Sabemos, graças aos trabalhos do sociólogo

---

[4] N. T. Em francês, *grand soir* (grande noite), expressão que designa o dia da revolução social, conceito que remonta ao final do séc. XIX e expressa a esperança de uma transformação súbita e radical da ordem social existente.

Jean-François Amadieu,[5] que maltratamos as pessoas que consideramos feias: pagamos menos pelo mesmo trabalho, são presas com mais frequência, não sentimos empatia por elas. Nós as associamos ao Mal, como o demonstrou Umberto Eco em sua *História da feiura*.[6]

O ciclo da vergonha interiorizada e dos tabus religiosos se fecha: se o sexo constitui uma atividade fundamentalmente má, a feiura dos órgãos genitais é uma confirmação física deste fato. O amor (que sublima) é, pois, irreconciliável com sua expressão carnal (que degrada). O amor casto se torna o único legítimo: o amante (e o corpo social) prefere desviar os olhos a deter o olhar. Amém ao conceito do obsceno! O desprezo às partes "baixas" pode se difundir.

> De acordo com as pesquisas, nossa aversão teria, de fato, origens evolutivas: ela nos permitiria escapar das infecções.

Aceitação de si mesmo

Infelizmente, esse desprezo tem consequências concretas. Segundo um estudo de 2010, mulheres que detestam sua vulva são também mais apreensivas quanto às relações sexuais, gozam de uma autoestima sexual menor, e relatam menos satisfação na cama.[7] Como respeitar a própria integridade quando nos consideramos repugnantes? E quando essa repulsa é apresentada como uma evidência inflexível? Em seu romance *Baise-moi*,[8] uma das heroínas de Virginie Despentes declara: "Não posso impedir os canalhas de entrarem na minha xota, e não deixei para ela nada de valor". Poderíamos inverter a frase: "Como meu sexo não tem valor, qualquer um pode entrar nele".

Quanto a isso, as mulheres têm expressado amplamente que está mais do que na hora de seu sexo ser (re)valorizado. Isso não necessariamente se dá por meio da beleza, mas a aceitação de si mesmo faz parte da caixa de ferramen-

---

[5] Ver, em particular, Jean-François Amadieu, *Le Poids des apparences, Beauté, amour et gloire* (O peso das aparências, Beleza, amor e glória), Odile Jacob, 2002.
[6] Umberto Eco, *Histoire de la laideur* (História da feiura), Flammarion, 2007.
[7] Vanessa R. Schick, Sarah K. Calabrese, Brandi N. Rima e Alyssa N. Zucker, "Genital Appearance Dissatisfaction: Implications for Women's Genital Image Self-Consciousness, Sexual Esteem, Sexual Satisfaction, and Sexual Risk" ("Insatisfação quanto à Aparência Genital: Implicações para a Autoconsciência da Imagem Genital da Mulher, Estima Sexual, Satisfação e Risco Sexual"), *Psychology of Women Quarterly*, vol. 34, nº 3, setembro 2010, p. 394-404.
[8] N.T. "Fode-me", ou "Viola-me".

tas. O assunto não é menos pertinente para os homens: entre duas metáfora suínas,[9] um pouco de autoindulgência não lhes faria mal. A questão da beleza dos sexos cessa, então, de ser uma questão trivial de narcisismo ou de voyeurismo: é impossível respeitar os corpos e as sexualidades sem respeitar nossos próprios sexos, sem reaprender a olhar para eles. Mais estética é mais ética, é mais prazer e é mais bom humor. Pessoalmente, acho você muito bonito.

---

[9] N.T. Outra referência ao movimento *#balancetonporc*, mencionado em nota anterior.

A vagina perfeita é desejável, e para quem?

Os dias ensolarados retornam e, com eles, nossos sonhos menores: leitoras, vocês perderão três quilos antes do verão... ou três centímetros lá embaixo? Há anos a tendência se confirma e a cirurgia estética estende ao íntimo seu bisturi.

Nos Estados Unidos, mais de doze mil mulheres cortaram a gordura em 2016, contra cinco mil, três anos antes — um aumento constante, de dois algarismos, por ano. Evidente que não devemos colocar todas as clientes no mesmo cesto condescendente — o de vítimas estúpidas das tendências. Algumas podem realmente estar com seus movimentos restringidos. Mas, mesmo assim, há algo aí de perturbador. Os cirurgiões propõem escolhas tão diversas quanto folclóricas: a redução dos lábios, é claro, mas também branqueamento (pois a vulva ideal é — pasme! — pálida) ou a ampliação do Ponto G.

À indústria cosmética não falta imaginação: há dois anos, a atriz Gwyneth Paltrow sugeriu tratar nossas vaginas por meio de banhos a vapor. Em Manchester, um spa oferece tratamentos com nitrogênio líquido para fortalecer e rejuvenescer as 'carnes'. Em Toronto, enfim, um instituto de beleza propõe um "vajacial"[1] para dar brilho à pele após uma depilação total.

---

[1] N.T. Técnica, sem confirmação médica de resultados, que consiste em aplicar um esfoliante de pêssego com um tipo de hidroxiácido na vulva, a fim de se livrar dos pelos encravados e evitar a irritação da pele ('peeling ácido').

Manipulação midiática

O que buscam os clientes, ao menos aqueles para quem o procedimento seja puramente estético? Uma forma de normalidade, mas sem qualquer comparação razoável. Habitualmente, nossos pares fixam a norma: nosso grupo de amigos ou conhecidos. Tendo como contraindicação o que nos está à frente dos nossos olhos: infelizmente, foi

> Em Toronto, enfim, um instituto de beleza propõe um "vajacial" para dar brilho à pele após uma depilação total.

provado, e diversas vezes, que as mulheres expostas a silhuetas irrealistas (tipicamente aquelas das revistas) sofrem de baixa autoestima e de um sentimento de mal-estar que pode chegar à depressão. Esses efeitos começam a se fazer sentir a partir do momento em que as meninas atingem os sete anos.

As zonas genitais não são poupadas pela manipulação midiática, da pornografia às fotos de moda, onde o maiô não deixa aparecer nem pilosidade, nem volume — o sexo feminino aparece liso e achatado (quando não é, o relevo da fenda é chamado de "pata de camelo").

Mas, no caso das partes íntimas, as mulheres não podem compensar o bombardeio pela comparação com suas semelhantes. Não estamos na Escandinávia para dividir saunas com nossas amigas nuas. Não urinamos publicamente em mictórios como os homens. Os vestiários e duchas esportivas nem sempre são coletivos, e a norma social requer que não olhemos para os outros — mesmo que olhemos de relance, seria ainda necessário que nossa colega de musculação fizesse a gentileza de afastar as coxas naquele exato momento.

Vulvas minúsculas

Ninguém denuncia o olhar da mídia, e quando perguntamos, na internet, qual é a vulva perfeita, encontramos versões tão pouco carnudas que parecem veganas. É assim que vimos surgir on-line um campeonato mundial do sexo feminino ideal (aviso aos candidatos: o prêmio é de apenas US$ 500 — não dá para cobrir os custos de uma cirurgia plástica, que varia entre US$ 2.500 e US$ 6.000).

Os cinquenta primeiros resultados apresentam vulvas minúsculas, que poderiam todas pertencer a uma mesma pessoa. Seria preciso chamá-las antes de fendas do que de vulvas: não há grande coisa ali para se colocar entre os dentes! Poderíamos nos perguntar por que os internautas votam nesses per-

> A vulva pequena é reconfortante. Não fará mal a ninguém e, com alguma sorte, não terá dentes.

fis estreitos — afinal de contas, na pornografia não faltam nichos ou palavras-chave destinadas aos adeptos de sexos peludos, inchados, abarrotados de carne. Na minha opinião, duas explicações se unem. Primeiro a profecia autorrealizadora: como os internautas, tendo crescido sob a égide das vulvas-miniatura, poderão desenvolver o gosto pelos formatos mais volumosos? Segundo, o milagre do contraste: em comparação a essas pequenas coisas frágeis, mesmo o homem menos dotado pela natureza parecerá um exuberante rinoceronte. A vulva pequena é reconfortante. Não fará mal a ninguém e, com alguma sorte, não terá dentes.

A normalidade nunca é representada

Existe, portanto, no espaço midiático, um modelo de sexo feminino que ocupa 99% do espaço — e tudo em torno desse espaço midiático é um silêncio ensurdecedor, uma cegueira surpreendente em uma sociedade ávida por imagens. A tal ponto que, na França, o site *Vagina Guerilla* se ocupou do problema.[2] Seu manifesto: "Desenhar um pipi sobre um muro, ou um pedaço de papel é um gesto quase inofensivo para toda e qualquer pessoa. Por que, então, a representação da vulva não tem direito à cidadania em nossos muros?" De fato, existem sites dedicados às diferentes morfologias,[3] porém são, por fim, pouco conhecidos e é ainda preciso procurá-los — enquanto a pornografia e a publicidade nos são servidos numa bandeja de prata, mesmo quando não queremos vê-las.

> "Desenhar um pipi sobre um muro, ou um pedaço de papel é um gesto quase inofensivo para qualquer pessoa. Por que, então, a representação da vulva não tem direito à cidadania em nossos muros?"

Como resultado, temos a situação atual: uma mulher que sofre de ansiedade e não tem necessariamente os meios ou a vontade de se instruir verá sempre seu sexo como algo estranho, tão simplesmente porque a normalidade nunca é representada (e seria impossível, tão numerosas as assimetrias e variantes).

---

[2] vaginaguerilla.tictail.com
[3] labialibrary.org.au para observar fotos, ou thevulgargallery.com para aqueles que preferem desenhos.

Ora, se esperamos que os homens desejem, é evidente, sua companheira em sua integridade, mas também que desejem especificamente aquela região, então tornar o seu sexo de acordo com os padrões se torna uma prioridade — e, até mesmo, forcemos a barra, uma estratégia de sobrevivência (pois quem dará filhos a alguém com o sexo "demasiadamente" carnudo?... Lamentável).

Dissociação

Assim, a cliente em potencial antecipa as expectativas de seus futuros amantes, a menos que busque recuperar a atenção de um marido com a libido em baixa. A lógica se resume, de resto, à mesma coisa: o sexo passa de uma zona destinada aos sentidos e ao prazer, a um objeto estético, cujo objetivo primário é ser observado para ser desejado (ao contrário do homem, que pode aumentar o pênis, não para torná-lo desejável, mas para melhorar sua performance, isto é, em uma ótica de reapropriação).

Em vez de encarnar seu corpo, a candidata ao encolhimento se projeta na visão e apreciação de um terceiro. Ela se dissocia. Uma vez mais, não basta "chutar o balde" do julgamento sobre mulheres, que já são especialistas em autojulgamento.

Mas é importante se perguntar por que este é o corpo desejável, por que a (suposta) opinião de um homem (por vezes, imaginário) prevalece sobre a realidade orgânica, por que o parecer prevalece sobre o ser — perguntar-se por que, no domínio do prazer, a aparência se mostra mais importante do que a sensação, ou mesmo condiciona a sensação. Essa situação não é realmente desejável para nenhuma das partes envolvidas.

O pênis, objeto de clichês numerosos demais

O que se passa pela cabeça de um homem que envia a foto de seu pênis para uma desconhecida, assim, sem nem mesmo se apresentar? Será uma maneira contemporânea de conhecer pessoas, em que se sabe exatamente o que esperar? O *dick pic* ("foto do pênis", em inglês) é tão frequente, que se tornou, literalmente, a norma. De acordo com uma pesquisa YouGov, publicada em 2017, 53% das jovens americanas já receberam esse tipo de foto anatômica. As mais jovens são as mais afetadas, mas um terço das mulheres, entre 35 e 54 anos, já enfrentaram o problema... assim como 8% de mulheres com mais de 55 anos. São os Estados Unidos, você dirá; a grande separação entre puritanismo e pornografia torna a tensão insustentável, essas pessoas vendem fuzis a crianças e comem muitas torradas com abacate. Fato. Mas, na França, a cantada: "Chuchu, você quer ver minha rola?" encontra também algum sucesso (perdão pelo uso do jargão ornitológico). Segundo o Ifop,[1] um quarto dos franceses e um décimo das francesas havia recebido fotos do mais simples aparelho de outra pessoa... há quatro anos. Aposto meu croissant como esse número aumentou consideravelmente. Além disso, entre os abaixo de 35 anos, o *dick pick* havia atingido quatro entre dez homens e uma entre cinco mulheres.

---

[1] N.T. Instituto francês de opinião pública.

Quem envia essas fotos? Na França, 12% dos homens e 8% das mulheres se confessaram culpados, porém, de acordo com os números mais recentes, nos Estados Unidos e Reino Unido, é de um jovem a cada quatro. Entre esses últimos, 5% admitem que ninguém lhes solicitou nada (ou só lhes perguntaram coisas sem qualquer relação com isso, como a cotação do dracma).[2] Cinco por cento é pouco diante da enorme quantidade de fotos enviadas. De todo modo, se metade das jovens já receberam fotos de pênis, mas só 22% dos homens admitem ter enviado, há aqueles que o fazem de forma frenética.

Erotização da surpresa

O que têm na cabeça os adeptos do pênis-surpresa? Alguns pesquisadores lhes fizeram essa pergunta. Será um simples mal-entendido? ("Chuchu, você quer ver minha pizza? Minha pista? Minha pinga?", admita que isso leva a certa confusão...). Será uma forma de jogar seu vale-tudo — de saber se, sim ou não, o/a destinatário/a teria vontade de passar ao ato sexual? Um pouco, mas, não apenas. Na verdade, mais da metade dos homens entrevistados por YouGov qualificaram suas fotos como grosseiras, esquisitas ou incômodas.

Esse lado bonachão provém do clichê cultural: enquanto as crianças desenham pênis nos muros, os adultos fazem de seu membro viril uma natureza morta, "não é nada demais". Os mais tímidos se voltam ao *Dick Code*, um site que permite selecionar, com grande precisão, as especificidades de seu membro para dar a ele suas características, sem passar pela câmera fotográfica. Livrarias e galerias de arte abundam em compilações de desenhos, ilustrações e fotos.

> Esse lado bonachão provém do clichê cultural: enquanto as crianças desenham pênis nos muros, os adultos fazem de seu membro viril uma natureza morta, "não é nada demais".

Voltando aos fatos, a "inocência" tem seus limites: o envio de *dick pic* não é diferente do exibicionismo — artigo 232, inciso 22 do seu código penal favorito,[3] um ano de prisão, 15.000 euros de indenização (a qualificar conforme se enquadre no assédio, ou a pessoa que recebeu seja menor). A lei não faz

---

[2] N.T. Dracma é uma antiga moeda grega, que entrou em desuso quando da introdução do euro. Portanto, não faz sentido perguntar qual a cotação do dracma, quando essa moeda não existe mais.
[3] N.T. A autora se refere aqui, evidentemente, ao Código Penal francês.

distinção entre exibicionismo público e privado, desde que seja visível a outra pessoa. Ora, no caso de uma foto enviada diretamente, quem a recebe dificilmente deixará de vê-la.

O compartilhador de pênis e o pervertido do metrô devem ser tratados da mesma forma? Não em nosso imaginário coletivo, que tanto perdoa o primeiro quanto abomina o segundo. Indulgência que se explica, talvez, tanto pela frequência de pênis recebidos (habitua-se) quanto pela frequência da fantasia: 16% das mulheres e 23% dos homens já sonharam em mostrar toda ou parte de sua nudez em local público.[4]

Voltemos, então, às nossas explicações. Dentre as mulheres que receberam fotos de pênis, 78% não haviam se queixado — e 69% se queixaram (dado à quantidade pênis enviados e recebidos, os dois casos não se excluem). Isso quer dizer que os homens que enviam fotos têm uma tendência maior a se exibir diante de mulheres que não lhes solicitaram. Essa erotização da surpresa se situa, ao menos para alguns, no contínuo da erotização do não consentimento: o estupro dos olhos, por falta de outro "melhor".

> Essa erotização da surpresa se situa, ao menos para alguns, no contínuo da erotização do não consentimento: o estupro dos olhos, por falta de outro "melhor".

É, com efeito, inegável, percorrendo as notícias mais recentes, que uma parcela da população masculina tem a impressão de que as mulheres controlam o acesso à sexualidade, isto é, se servem dela como moeda de troca, segundo o papel que lhes é tradicionalmente atribuído de "guardiãs do templo" ("Chuchu, você quer ver meu templo?"). Ao enviar uma foto do pênis, o homem frustrado pode recuperar o poder: "Você pode até não ir para cama comigo, mas verá meu pênis de qualquer jeito — não estou, portanto, completamente à mercê da sua boa vontade". Lembremo-nos, parafraseando Pascal Quignard, de que, em suas origens romanas, a incarnação do falo passa pelo *fascinus*, que nos deu a palavra "fascínio". A vítima se encontra em estado de estupor — siderada.

---

[4] Ver Jessica Norwing, "Are Your Sexual Fantasies Normal" ("Suas Fantasias Sexuais são Normais?"), businessinsider.com.au, 1º de novembro de 2014 (www.businessinsider.com.au/which-sexual-fantasies-are-normal-2014-10).

Esforço de apresentação

Para além desses simbolismos um tantinho extremos (a fêmea cativa da visão do pênis não durará muito em 2018), o que dizem sobre isso as recipientes? Seu julgamento é cruel! Dentre os adjetivos consagrados aos *dick pics*, as mulheres citam, principalmente, os três seguintes, nesta ordem: asqueroso, estúpido e triste. Menos de 15% acham as fotos de pênis *sexys* ou agradáveis... contra 44% dos homens. Um mal-entendido perturbadoramente comum: absorvido em sua conversação erótica, um pretendente pouco experiente pode considerar sua revelação como uma marca de confiança, de vulnerabilidade. Sem ter consciência do assédio que sofrem as mulheres e, certamente, sem dar atenção à forma, tanto a excitação dispensa de estética e de qualidade (os vendedores de salsichas se esforçam muito mais para a apresentação e escolha das cores). Não somente as recipientes não têm sempre vontade de ver os pênis, mas quando veem, francamente, não é decorativo. Isso para ser educada.

> Dentre os adjetivos consagrados aos *dick pics*, as mulheres citam, principalmente, os três seguintes, nesta ordem: asqueroso, estúpido e triste.

Como o desejo por pênis constitui, estatisticamente, uma realidade masculina, fixemos, ao menos, a forma: os candidatos devem pedir antes de enviar (sob pena de exibicionismo), se prestarão a um esforço de apresentação, ainda que mínimo... e devem se certificar das boas intenções da recipiente. Pois, para além do julgamento social e penal, a *dick pic* constitui uma oportunidade perfeita para o *revenge porn*[5]. Se não quiser acabar sendo ameaçado ou extorquido, lembre-se de nunca enviar a foto do pênis, mesmo solicitado, numa mesma imagem junto com seu rosto. Sob risco de transformar um grande momento de compartilhamento num grande momento de solidão.

---

[5] N.T. Ato criminoso que consiste em constranger a vítima a fornecer algum tipo de compensação, em geral financeira, sob ameaça de divulgar suas fotos íntimas na internet.

Bolas são vida

Está diante do nosso nariz: de tanto repetir que os homens têm uma sexualidade falocêntrica, os testículos se transformaram na quinta roda da carroça — no porta-malas, bem guardada, caso um pneu fure na autoestrada do prazer.

Por que tanta negligência? O medo de fazer malfeito, acima de tudo, isto é, o medo de fazer mal. Foi-nos bem explicado que não se golpeia alguém abaixo da cintura — lição bem aprendida... Mas talvez a ponto de deixar a zona desolada. Em seguida, contrariamente ao pênis, em que todo mundo está de acordo, a estimulação dos testículos só cria rivalidades (uma minipesquisa no Twitter revela o mesmo número de arquiconvencidos e de arquirrelutantes, tente, então, juntar as peças no meio dessa história). No mais, raramente se atinge o orgasmo por esse único meio — vale por isso sacrificar uma zona erógena sobre o altar da performance?

> Os testículos se transformaram na quinta roda da carroça – no porta-malas, bem guardadas, caso um pneu fure na autoestrada do prazer.

Mencionemos, enfim, um certo constrangimento, ou melhor, uma virilidade contrariada: o escroto é flácido, se encolhe, não é arrojado. Nossas representações fazem dele uma coisa mais cômica do que séria, mais repugnante do que excitante (eu o convido a consultar os "memes" na internet dedicados ao tema: o *nutscaping* que consiste em registrar em fotos suas avelãs diante de uma paisagem sublime, ou os *truck nuts*, esses falsos testículos destinados a serem amarrados na traseira de um veículo, mais frequentemente embaixo da placa de identificação). A *coucougnette*[1] é vista como uma coisa divertida, sob o risco de dessexualizar uma zona altamente erógena. Quem nunca falou em dar um tiro no pé quando se coloca o pé em cima das bolas?

O círculo vicioso se fecha: de tanto desconsiderarmos essa zona, recusamo-nos a conhecê-la e, se não a conhecemos, não corremos o risco de fazer milagres.

Calções especiais que bloqueiam as ondas de Wi-Fi

Milagres à parte, há, entretanto, algo a se fazer: exceto para uma minoria de coceguentos, a estimulação dos testículos dá prazer. Ela permite controlar parcialmente a ejaculação, e dá uma ideia do moral das tropas: os testículos têm a tendência de se inchar durante a fase de excitação e de se contraírem logo antes da ejaculação.

Antes de passar aos trabalhos práticos, um ponto acerca dos cuidados: os últimos anos têm visto o marketing testicular explodir na corrida dos milagres do nosso Glorioso Mercado Capitalista (*cof-cof*). Encontraremos, assim, lenços refrescantes, loções e outros sabonetes desodorantes, mas também calções especiais que bloqueiam as ondas de Wi-Fi, ou deixam respirar as partes íntimas (sim, em 2018, os testículos respiram, é assim).

Na realidade, seu gel de banho habitual é o suficiente. Só fuja dos *slips* e das calças apertadas demais, bem como do calor excessivo (mas, sem dúvida, lembra-se de suas aulas de biologia). Sobrevive-se igualmente bem sem injetar, no escroto, gordura, água salgada, Botox ou ar (pois, sim, essas coisas acontecem).

Determinados os limites de segurança, como dar prazer ao seu parceiro? Bem, comece por perguntar se ele faz parte dos alérgicos, novatos, desconfiados ou entusiastas. Os testículos não são todos criados iguais: se o sulco central conduz à dança, alguns homens preferem serem tocados logo abaixo do pênis, outros, ao contrário, serão mais receptivos à estimulação atrás das

---

[1] N.T. Doce que consiste em uma amêndoa revestida em chocolate preto, e rolada numa mistura de amêndoas trituradas, cana de açúcar, conhaque de gengibre e Armagnac, e depois mergulhada em suco de framboesa. Aqui usado em referência aos testículos.

bolas. Privilegie o contato com o "saco" mais do que com seu conteúdo: é frágil, ou melhor, perigoso. E, em todos os casos, exceto por masoquismo consumado de seu parceiro, nada de torção.

Retardar uma ejaculação

Sempre comece por uma estimulação de baixa intensidade, sobretudo com um iniciante que conhece mal seus limites — porém deixando abertas as possibilidades, pois, no que tange à resistência do parceiro masculino, poderá ter surpresas. Alguns homens suportam, com efeito, pressões muito intensas (estes encontrarão, na seção *ballbusting* de seu antro pornográfico preferido, uma grande quantidade de vídeos de homens sendo golpeados abaixo da cintura, para seu grande prazer... ó, está agora a ponto de desmaiar? Se, sim, dou-lhe um croissant). Lembremos aos céticos que certos homens gostam de felações com os dentes, assim como certas mulheres adoram que lhes suguem o clítoris a golpes de aspirador. O que queria? Não existem estações no mundo do sexo.

> Lembremos aos céticos de que certos homens gostam de felações com os dentes, assim como certas mulheres adoram que lhes suguem o clítoris a golpes de aspirador.

A maneira mais infalível de ter sucesso em sua empreitada consiste em tocar os testículos ao mesmo tempo que o pênis: durante um boquete, certamente, mas também durante a penetração. As pessoas com três braços podem aproveitar para acrescentar uma estimulação anal (enquanto esperamos por um transplante ou uma orgia com um polvo, uma boa sincronização boca/mão direita/mão esquerda também funciona).

Mas, pode, ao contrário, se preocupar unicamente com os testículos, sobretudo se sentir que seu parceiro está perto do orgasmo: ao mesmo tempo em que damos ao pênis tempo para se recuperar de suas fortes emoções, as carícias no escroto deixam intacta a excitação. Diga-se de passagem, se quiser retardar a ejaculação (lembrete: no momento fatídico, os testículos se elevam), pode empurrar o escroto para baixo (com a ternura que lhe é peculiar).

Sensações mais intensas

Dentre as demais opções disponíveis, eu recomendaria tentar, segundo seu gosto pessoal, a adição de lubrificante, o famoso *tea-bagging*, que consiste em "engolir" os testículos (um de cada vez é o suficiente, se tiver uma boca pequena), as carícias seguindo o sulco, com a língua ou com os dedos (alguns homens gostam que se enfiem as unhas). Pode apertar, puxar de leve o escroto ou a pele do escroto, ou massagear todo o pênis, começando pelos testículos (as mãos subindo da parte de baixo das bolas até a glande).

Enfim, ninguém poderia evocar os prazeres testiculares sem apresentar o *cockring*, esse famoso anel peniano que, ao contrário do que seu nome indica, pode-se colocar ao redor dos testículos tanto quanto do pênis (o anel passa, portanto, sob o escroto e engloba igualmente a haste em sua base). O *cockring* serve para controlar o refluxo sanguíneo e, assim, aumentar a rigidez da ereção, ao mesmo tempo em que retarda a ejaculação, tendo em vista sensações mais intensas.

> Não há razão alguma para que falhe em sua tentativa... a não ser, evidente, se não tentar.

Os iniciantes terão o cuidado de escolher um modelo ajustável, vibratório ou não, em silicone, borracha ou couro... mas evitarão, de todo, o metal, que pode ficar preso (mais um croissant?). No primeiro uso, ainda que isso possa parecer contraproducente, espere até que esteja ao menos semirrígido: não vá arriscar o estrangulamento com uma ferramenta pequena demais. O resto do tempo, coloque o *cockring* para descansar e, sobretudo, retire-o antes de dormir o sono dos justos: uma gangrena não tarda a chegar (se este artigo lhe provocou uma overdose de croissants, poderá oficialmente passar aos pãezinhos de chocolate).

Enfim, se fizer parte dos reticentes, nervosos ou tímidos, não sacralize excessivamente essa zona. Com um pouco de bom senso, não há razão para falhar em sua tentativa... a não ser, como é evidente, se não tentar.

O pênis é um orifício assim como os outros

Comecemos pela pergunta que não quer calar: penetrar o pênis, por que fazê-lo? Por tédio, pelo prazer do risco? Talvez. No tocante a isso, os adeptos da estimulação interior do pênis mencionam, sobretudo, orgasmos extraordinários, prazeres diferentes, ereções prolongadas. Em imediata proximidade com uma grande concentração de nervos, de tecidos eréteis e da próstata, um tal entusiasmo nada tem de surpreendente.

Sob o risco de irritar os ânimos sensíveis e de revirar algumas evidências, o pênis não é somente uma excrescência penetrante: ela também é penetrável. Pela uretra. A prática se chama sodomia uretral, ou soduretra,[1] e consiste em enfiar cotonetes, dedos, lápis, entre outros, no pênis, via uretra, superficialmente ou em profundidade, até finalmente coçar a vesícula. Você não esperava que existissem, no terceiro milênio, orifícios do corpo humano que nunca tivessem sido explorados, não é mesmo? Querer é poder — e sexualmente, o poder é, com frequência, a origem do querer.

> Você não esperava que existissem, no terceiro milênio, orifícios do corpo humano que nunca tivessem sido explorados, não é mesmo?

Essa prática permite igualmente renovar seu repertório sexual e alfinetar os masculinistas, pois se acha que "a natureza é perfeita" e que, por isso, as

---

[1] N.T. Em francês *sodurètre*, combinação das palavras *sodomie* e *urètre*. Em português é mais comumente chamado de sexo uretral.

mulheres "devem" ser penetradas sob o pretexto de que elas têm uma vagina, então a natureza permite também a penetração do pênis — e, assim sendo, os pênis também "devem" ser penetrados (descanse em paz, conceito de sexualidade natural).

Prática popularizada pelo BDSM

Notemos, por desencargo de consciência, que, ainda que a literatura médica não mencione senão algumas dezenas de casos, uma uretra feminina pode ser penetrada por um pênis — má ideia ligada a incontinências urinárias, no melhor dos casos, e uma ruptura da vesícula, no pior. Do lado masculino, podemos mencionar o *docking*, que consiste em penetrar, com o pênis, o prepúcio de um parceiro masculino.

Segunda pergunta: isso faz mal? Tudo depende. A prática foi popularizada pelo BDSM ("bandagem, dominação, sadomasoquismo"), e a mistura entre prazer e dor faz parte das razões pelas quais se pode tentar a sodomia uretral, a ponto de se encontrar on-line um artigo médico sobre as consequências da introdução de suco de pimenta em um sexo masculino (entre outras intromissões, como álcool, cera e óleo de bebê).[2]

Mais exatamente, como no caso de outras práticas consideradas extremas, na linha de frente das quais se enquadra a penetração anal, a dor não é obrigatória: ela pode ser buscada, mas, no mais dos casos, é tão somente o fruto de incompetência. A mesma coisa para as primeiras penetrações vaginais! Em todo caso, se operar de maneira progressiva, não há razão alguma para acabar de um jeito estúpido no pronto-socorro, ou encolhido em posição fetal sobre o ladrilho da cozinha. Não é, aliás, raro ler comentários de internautas decepcionados por não terem sentido nada de especial!

Como estimular seu pênis internamente, uma vez que já está mais do que tentado pela experiência (evidentemente)? Arme-se de tempo, atenção e ferramentas específicas — pois ainda que se possa tentar as penetrações impro-

---

[2] Jeremy N. Thomas e D. J. Williams, "Exploring Sexual Diversity: A Case Report on the Application of Habanero Pepper Juice during Recreational Urethral Sounding" ("Explorando a Diversidade Sexual: Um Estudo de Caso sobre a Aplicação de Suco de Pimenta Habanero durante a Sondagem Uretral Recreativa") , *Journal of Positive Sexuality*, vol. 2, n° 2, julho de 2016, p.22-26 (journalofpositivesexuality.org/wp-content/uploads/2016/07/Exploring-Sexual-Diversity-Urethral-Soundig--Thomas-Williams.pdf)

visadas a golpes de lápis, velas, cabos de garfo ou cotonetes, certamente não tem o desejo de contrair uma infecção urinária, romper a uretra, ou que esse espeto se quebre lá dentro.

Experimentar e explorar

Existe um equipamento: não tente bancar o espertinho, utilize-o. E posto que sua *sexshop* mais próxima não terá obrigatoriamente as melhores referências, será preciso, seja passar por uma plataforma BDSM (para encontrar, por exemplo, *plugs* que "tampam" o pênis como uma rolha), seja digitar "sonda uretral" em seu navegador.

Obterá, assim, toda uma gama de opções cilíndricas (para atingir profundidade) ou cônicas (para alargar suavemente), e mesmo kits progressivos indo desde baguetes muito finas até formatos mais espessos (mas, atenção: quando é fino demais, há o risco de perfurar o duto). Alguns modelos são dotados de pequenos bulbos ou de cavidades em relevo, outros são munidos de anéis, outros, enfim, permitem acrescentar a eletroestimulação à aventura. Algumas sondas são flexíveis, outras, rígidas.

Com certeza, já adivinhou que os principiantes devem começar pelos utensílios padrão e flexíveis, tendo em mente que a abertura da uretra é maior do que o duto em si. O formato de 8 mm é o mais recomendado.

Chegado o momento, comece por lavar o sexo e as mãos, ou opte por luvas de látex. Limpe bem a glande do pênis, pois certamente não quer bactérias nesse lugar. Esterilize seu *plug*, haste de dilatação ou sonda. Lubrifique, se necessário, com um produto estéril e não com manteiga, ainda que seja de batedeira. Se achou essas preliminares pouco apetitosas, não tem problema: não precisa estar ereto para experimentar, é até mais fácil se estiver em repouso.

Enfim, a não ser que seu parceiro de jogos (*play partner*) seja ultraempático, para não dizer telepático, sugiro que comecem suas explorações de modo solo: nunca se consegue ser melhor servido do que por si mesmo.

Não é para todo mundo

Inserir o utensílio, depois avançar progressivamente para dentro, buscando sempre minimizar as resistências. Uma sessão de, ao menos, trinta minutos não é demasiado longa para domar essas sensações. Reduza a velocidade, ou dê um tempo para respirar quando sentir que o duto se inclina: há uma curva ao se aproximar da vesícula, será preciso mudar de ângulo, baixando o pênis.

Preste sempre atenção às respostas do seu corpo. Se algo lhe fizer mal, pare. Se lhe fizer bem, *aleluia*! Deve atingir um nível de conforto suficiente para deslizar a haste em sentido de vaivém: literalmente, masturba-se por dentro, até atingir o orgasmo. Dizem que a ejaculação obtida o levará ao sétimo céu, no mínimo. E, sobretudo: parabéns! Agora tem mais uma bala em sua arma inflável e poderá olhar para seus amigos de cima a baixo, como um sábio do alto da montanha.

Decerto, a sodoretra não é para todos — mas mesmo que esteja agora resmungando na frente do seu celular ou do computador, a soduretra existe. Como palavra-chave, está ligada a mais de mil vídeos pornográficos no Pornhub. Ninguém o está obrigando, nem encorajando.

Mas é interessante nos confrontarmos com as pequenas hipocrisias contemporâneas: afirmamos aos quatro ventos que a sexualidade é tediosa, porém persistimos em não utilizar todos os recursos possíveis. Reivindicamos aventuras intensas, mas quando o frisson do proibido nos é sugerido, voltamos, por conta própria, ao nosso velho papai-mamãe. Quanto ao argumento moral, a natureza se despede dele por conta própria: quem somos nós para desqualificar os potenciais sexuais dados pelo nosso próprio corpo? A sexualidade é exatamente tão tediosa ou hipervalorizada, ou limitada quanto decidamos que seja.

Testículos

Dizemos, em francês, *un testicule* (um testículo), *un scrotum* (um escroto), *un pénis* (um pênis), *un vagin* (uma vagina), porém *une couille* (um culhão), *une bourse* (um saco), *une bite* (uma rola), *une chatte* (uma xota). Os latinismos são assunto de homens, enquanto, estranhamente, os palavrões se declinam no feminino. Essas ambiguidades de gênero nos perseguem até em nossas anatomias: os testículos são os ovários masculinos, rodeados, em alguns pontos, por uma "cavidade vaginal testicular" (não estou inventando). Para completar, eles são moles e ultrassensíveis... qualidades, ó, tão femininas. O problema atinge o cúmulo quando retornamos às origens da palavra, que deriva do latim *testis* ("testemunho"). Pois se o pênis incarna a virilidade, os testículos são os sinais que a testemunham. Uma função ainda válida hoje em dia, posto que é preciso tê-los, e bem pendentes[3] (lembramos aos verdadeiros machos peludos que esses órgãos precisam pender para funcionar).

Veja lá quem coloca muita pressão sobre esse peso-pluma do corpo humano — 20 gramas! Tanto mais, que, se a masculinidade implica um imaginário de solidez e potência, os testículos se caracterizam por uma incrível fragilidade. A tal ponto que, segundo alguns teóricos do *handicap*, essa fragilidade masculina não é repulsiva para as mulheres, muito pelo contrário. Mais uma razão para dar atenção ao câncer nos testículos: tome conta do seu material, ele precisa de cuidados.

---

[3] N.T. isto é provavelmente uma referência à restrição do cargo de sumo pontífice da Igreja Católica a membros do sexo masculino, e ao teste que supostamente era realizado, verificando-se que um candidato ao papado possuía "dois [testículos] e bem pendentes" para se certificar de que preenchem o requisito supracitado.

Pênis pequeno, grande potencial

Bem instalado em nosso panteão pessoal do infortúnio genético, o membro *small size*,[1] ocupa em nossas angústias coletivas, uma importância inversamente proporcional ao seu tamanho. "Pau pequeno" é um insulto. Os homens suspeitos de "compensar" são objeto de escárnio. O que é pequeno é atraente, exceto quando se trata de um pênis. Mas já que poderíamos dificilmente viver sem ele, como (con)viver com ele?

Comecemos pelo básico: existem centenas de (boas) razões para querer fazer amor e 99% delas estão ligadas ao prazer — seja em dar, seja receber... Ora, se a satisfação sexual masculina pode ser impactada pelo tamanho do pênis, é de maneira periférica: pequeno ou grande, a maquinaria do prazer proverá as mesmas detonações orgásmicas. Disparidades existem, claro. Mas limitam-se à confiança em si mesmo (não estou inventando: os homens que acreditam ter um pênis grande também têm a tendência de se acharem bonitos).[2] Que a confiança seja importante, é compreensível. Mas, objetivamente, se nos ativermos às sensações, ter um pênis minúsculo ou imenso não acrescenta terminações nervosas.

---

[1] N.T. 'Tamanho pequeno'.
[2] Ver Janet Lever, David A. Frederick e Letitia Anne Peplau, "Does Size Matter? Men's and Women's Views on Penis Size Across the Lifespan" ("Tamanho Importa? Visão de Homens e Mulheres sobre o Tamanho do Pênis ao longo da Vida"), *Psychology of Men & Masculinity*, vol. 7, nº 3, julho de 2006, p. 129-143.

O argumento do prazer oferecido repousa sobre fundamentos muito frágeis. Pesquisa após pesquisa, o tamanho do pênis suscita, entre as mulheres, uma indiferença quase que perfeita. Nove entre dez delas pouco se lixam para questões de dimensão. Se seu prazer dependesse disso, você saberia... e seus perfis no Tinder teriam um aspecto diferente ("Somente parceiros muito, muito bem dotados", "Procuro lata de refrigerante para casamento de longa duração").

E mesmo que as mulheres dependessem de um pênis grande para se satisfazer, ainda não seria o fim do mundo! Quer falemos de prazer psicológico ou físico, nada mais fácil de falsificar do que um pênis (lembremos de que essas coisas não possuem nem articulações complicadas, nem acesso à linguagem). Os consolos permitem as experimentações mais retas, tortuosas, enormes, vibrantes, serrilhadas, realistas ou extraterrestres (como o demonstra o modelo apelidado Moby, com 91 cm de comprimento, pesando 25 kg).[3] Para os naturalistas, a estação é ideal para cenouras e *salsifis*,[4] sem falar no alho-poró e na abóbora-manteiga para os mais ambiciosos. Os adeptos das sensações humanas colocam a mão na "massa": os últimos anos viram aparecer dois livros muito instrutivos sobre a questão: *Fist*, de Marco Vidal,[5] e *Osez... le fist-fucking*, de Erik Rémès.[6]

> Para os naturalistas, a estação é ideal para cenouras e *salsifis*, sem falar no alho-poró e na abóbora-manteiga para os mais ambiciosos.

Nenhuma consequência

Só que, adivinha o quê? Bem, as vendas de consolos no *LoveHoney*, o gigante do *sextoy* britânico, não passam de 3% do volume em 2014 (os consolos são seis vezes menos populares do que os vibradores, e quatro vezes menos do que a lingerie); além disso, são comprados 70% do tempo por homens e não por mulheres. A grande maioria recusa categoricamente a presença de *salsifis* num perímetro de vários quilômetros em torno da cozinha, acha que as abóboras

---

[3] Disponível na Amazon por 500 euros.
[4] N.T. Espécie de raiz comprida e delgada, semelhante à bardana.
[5] Marco Vidal, *Fist* (Punho), La Découverte, 2015.
[6] Erik Rémès, *Osez... le fist-fucking. Guide pratique pour elle et pour lui* (Ousar... o fist-fucking. Guia prático para ela e para ele), La Musardine, 2014.

levam muito tempo para cozinhar, e usa o salame seco nos aperitivos e não nas noites conjugais.

E como estávamos na seção de livros, segundo um ensaio *A Billion Wicked Thoughts*,[7] a palavra "pênis" não aparece em lugar algum do texto dos dez mil romances eróticos publicados entre 1983 e 2001 — mais ainda, quando a palavra "pênis" é pesquisada na internet, é por homens. As dimensões íntimas de Christian Grey, herói do best-seller *Cinquenta tons de cinza*, continuam desconhecidas (mas provocam na heroína uma interessante interjeição: "Holy cow!" — em tradução livre para o português: "Caralho!". Eu o deixo apurar essa informação por conta própria).

Resumamos, então, a situação: um pênis pequeno não tem consequência alguma sobre o objetivo primeiro da relação sexual. O "problema" não é, na verdade, um problema... exceto se abrimos a porta do quarto para lhe dar acesso aos subterrâneos do Metrô Châtelet na hora do rush. É precisamente ali que nossas chateações começam: a questão do sexo ultrapassa o puramente sexual, o público se incrusta no privado, e até mesmo uma relação secreta, limitada fisicamente a duas pessoas, implica um imaginário social, histórico, simbólico, do qual fazem parte milhões de outros seres humanos. É por isso que seria cruel responder a todos os apaixonados subdimensionados algo como: "Cale-se, Geraldo, seu micropênis é perfeito como ele é".

Luxo de criança mimada

Um pequeno membro não impede as possibilidade kamasútricas tanto quanto uma certa ideia do homem. Em suma, a realidade continua sendo irrelevante. Não é uma questão de ignorância, ou de comparação com a pornografia, ou de concorrência estética nos vestiários. Os números são hoje bem conhecidos: a ereção média se situa um tiquinho além dos 13 cm. Só que, em 2016, um estudo de duas universidades da Califórnia mostrou que quase a metade dos homens que possuem um pênis dentro da norma... gostariam de ter um maior (enquanto apenas 12% dos homens achavam seu pênis *objetivamente* pequeno demais).[8]

---

[7] Ogi Ogas e Sai Gaddam, *A Billion Wicked Thoughts* (Um Bilhão de Pensamentos Profanos), Dutton, 2011.
[8] Janet Lever, David A. Frederick e Letitia Anne Peplau, art. cit.

Chegamos ao X da questão: os homens não querem bem um pênis grande, mas, sim, um pênis *maior*. Os ansiosos não querem estar dentro da norma, mas *acima* dela (veja bem: se seu desejo lhe fosse concedido, a norma subiria junto com eles). Essa angústia não se resolverá por meio de nenhuma cirurgia, nenhuma terapia senão a coletiva — longe de ser uma abordagem fatalista, temos o dever de nos livrar dos medos sem fundamento, ofuscantes, cronófagos... Nem que seja para dar mais espaço para os medos concretos, como o medo dos homens com um botão nuclear bem grande.[9]

Ao simbólico, podemos opor o pragmático, com uma pincelada de humor. O pênis é um órgão de forma oblonga consagrado ao prazer e à eliminação de urina. Se colocar nele sua estima, seu brilho, seu potencial de intimidação e o sentido da vida, poderia da mesma forma pedir ao seu braço que desempenhasse o papel da rótula, ou aos seus dentes que cantassem *La Traviata*.

De resto, se chega ao ponto de desenvolver o pânico diante de seus órgãos suscetíveis de lhe darem mais prazer, está procurando chateações (e demonstra solidamente sua contradição). Querer escapar da condição humana faz parte da condição humana, está certo. Porém, uma vez que essa condição seja aprazível, permita-me chamar a autossabotagem pelo seu nome. Admitamos isso para passar à outra coisa: a inquietude quanto ao pênis pequeno é um luxo de criança mimada.

---

[9] No momento em que esta crônica foi escrita, Donald Trump explicava a Kim Jong-Un que seu botão nuclear pessoal era maior que o do dirigente norte-coreano. A humanidade ficou consternada.

O mamilo masculino como novo horizonte erótico

Muito se fala do movimento de liberação do seio feminino ("Free the nipple"), de como as redes sociais e os espaços públicos censuram ou expõem os seios, segundo uma lógica que utiliza tanto as fases da lua quanto frases de ordem. E, entretanto, que trágica injustiça! Os homens também têm mamilos, exceto que ninguém lhes dá a mínima. Se eu fosse homem, me sentiria mal.

Esse duplo parâmetro é rotulado: se o *toplessness* é feminino, o *barechestedness* é masculino (*bare chest*: "torso nu"). Também se pode dizer *shirtlessness*.[1] Em inglês, *indeed*,[2] porque, enquanto o francês se pergunta a que temperatura ele pode tirar a bermuda, o americano se pergunta por que seu mamilo não interessa a ninguém. Ou, pelo menos, não parece interessar a ninguém.

Porque, para citar Simone Veil, "basta ouvir as mulheres", que, após assistir a um filme de gladiadores, responderiam, sem dúvida, qualquer coisa como: "Os vencedores escrevem a história, aí compreendida a história erótica. Poderia passar novamente a parte em que Daniel Craig toma uma ducha?" Se amamos o corpo dos homens, amamos *a priori* também seus mamilos.

---

[1] N.T. Sem camisa.
[2] N.T. Certamente.

> **Erotizemos os homens! Erotizemos seus mamilos!**

Então, ser ou não ser — ter ou não ter? A questão não é inocente, e a ciência se pergunta, com regularidade, por que os homens têm mamilos da mesma forma que se pergunta por que as mulheres têm orgasmos. No momento, além do fato de que, excepcionalmente, os homens podem aleitar, o mamilo masculino constitui uma prova, entre tantas outras, de que todos nós seguimos os mesmos estágios iniciais do desenvolvimento intrauterino. O homem tem mamilos, porque ele é uma mulher, assim como as outras.

Além dos mamilos, os homens têm seios

E, por ter mamilos, ele nem sempre escapou ao obsceno: os homens, por muito tempo, tiveram de se cobrir, sob pena de pagar multa. Nos Estados Unidos, foi preciso esperar até 1934 para se ver o primeiro torso nu masculino no cinema (de Clark Gable) e até 1936, para a legalização do torso nu dos banhistas de praia. Na França, cocoricó,[3] o calção de banho substitui o maiô de corpo desde 1932.

Em se tratando de mulheres, em contrapartida, continuamos pulando no teto (de vidro). Topless, biquíni, burkini,[4] tudo é complicado. Peca a Virgem Maria amamentando — e Manuel Valls exaltando seu amor por Marianne de seios desnudos.[5] O que nos leva à pergunta ardilosa do verão: por que um mamilo é erótico e o outro, não?

Os *antitopless* poderiam argumentar que a sublimíssima semiesfera do seio feminino coloca em evidência e, portanto, erotiza, o mamilo. Mas isso seria ignorar as mulheres chatas, assim como os homens arredondados: até 65% dos homens idosos são acometidos de ginecomastia (desenvolvimento das glându-

---

[3] N.T. Cocoricó, onomatopéia representativa do canto de um galo, animal associado à França, é aqui utilizada pela autora para exprimir o patriotismo francês (motivado pelo fato de os franceses estarem à frente dos americanos no que tange à liberalização da nudez do torso masculino).

[4] N.T. Traje de banho que recobre todo o corpo exceto as mãos, os pés e o rosto, a fim de respeitar a tradição islâmica de modéstia nas vestimentas. Burka de banho ou burka-bikini.

[5] N.T. Referência a um discurso do político francês Manuel Valls, em que ele exalta Marianne, a mulher que aparece no conhecido quadro "A Liberdade guiando o povo", colocando em destaque a nudez dos seus seios. Neste mesmo discurso, o político também menciona o burkini.

las mamárias)[6] e cerca de 50% da população francesa está acima do peso (ou a gordura adora se acumular no tórax).[7] Nossos colegas americanos chamam isso de *menboobs*. Além de seus mamilos, pasme, os homens têm seios.

Então, em vez de se ofuscar ou chorar, tomemos as rédeas. Vamos em frente. Eu ousaria dizer: em marcha. Erotizemos os homens! Erotizemos seus mamilos! A cultura sexual não é um legado gravado em mármore: ela nos pertence, podemos modificá-la, estender os espaços do desejo.

Zona erógena legada ao abandono

O mamilo masculino como novo horizonte erótico, pois. Artistas como Tom of Finland ou Guillaume Dustan desenharam e escreveram magnificamente sobre a questão — não partimos do zero. Comecemos, então, com alguns trabalhos práticos e pelo básico do esconde-esconde erótico.

Na praia (para os pobres) ou no campo (para os ricos), cubra imediatamente esse peitoral. Seus mamilos masculinos nunca serão desejáveis, se os atirar na cara do mundo como criaturas de pouca virtude que são. Optem pelos materiais totalmente cobertos durante o dia e pelas texturas perfuradas à noite ou em coquetéis[8] (rendas, redes, camisetas de ciclista). Se for achatado como como um línguado (o peixe), saiba que pode comprar falsos mamilos adesivos pela módica quantia de 45 euros (se acha esse investimento abusivo, corte o sorvete dos seus filhos).

> Seus mamilos masculinos nunca serão desejáveis, se os atirar na cara do mundo como criaturas de pouca virtude que são.

Para os momentos mais íntimos, coloque seus mamilos em destaque. Piercing? Tatuagem? Escarificação? Segundo as agências de moda, a pequena corrente intermamilar volta com força. Decorada com pérolas e pendentes, atrairá os olhares ao mesmo tempo em que fará cintilar seu peitoral. Não é

---

[6] Ver Ruth E. Johnson e M. Hassan Murad, "Gynecomastia: Pathophysiology, Evaluation, and Management" ("Ginecomastia: Patopsicologia, Avaliação e Manejo"), *Mayo Clinic Proceedings*, vol. 84, nº 11, novembro de 2009, p. 1010-1015.
[7] Ver "Surpoids et obésité se stabilisent en France" ("Sobrepeso e obesidade se estabilizam na França"), francetvinfo.fr, 13 de junho de 2017 (hwww.francetvinfo.fr/sante/maladie/surpoids-et-obesite--se-stabilisent-en-france_2234071.html).
[8] N.T. A implicação é que à noite ou após tomar bebidas alcoólicas, já não se vê tão bem, logo não é preciso cobrir tudo.

preciso dizer que irá depilar seu torso — os mais audaciosos desenharão motivos com o pelo ou optarão pela *very trendy*[9] depilação brasileira: bilhete de metrô[10] entre os peitorais, mamilos e axilas perfeitamente lisas. Essas opções, evidentemente, só são acessíveis aos belos peitorais, generosos em músculos. Suas namoradas perderam três quilos antes do verão, as revistas os agrediram a golpes de salada cozida: malhou bastante e massacrou peitos de frango suficientes para ganhar três quilos? Porque, atenção, a mulher contemporânea não nasceu ontem. Ela sabe que um *manboob* não é um peitoral, assim como a gordura abdominal não é um deltoide que afundou. Ela não acredita no músculo abdominal situado abaixo do tapete de gordura. De fato: ela também não acredita em Papai Noel.

Sem dúvida, essa erotização do corpo masculino traz muitos perigos, ao lado dos quais o ataque da medusa e a ressaca pós-daiquiri[11] são um mar de rosas. Porque se o corpo feminino erotizado é um perigo para as próprias mulheres (a cultura do estupro exige) e para a sociedade (que esconde os seios que não quer ver), então aprenderá que o "privilégio" de ser desejado tem um preço. Mas, que frisson! Que honra ser assobiada, notada, nunca invisível, talvez bolinada em um estacionamento! Você vai a-do-rar.

> Além do aumento de seu potencial erótico, você (talvez) descubra uma nova fonte de prazer. Pois o mamilo ignorado, forçosamente, é uma zona erógena legada ao abandono.

Posto que a educação é crucial, o papai orgulhoso contemporâneo terá a decência de cobrir os mamilos de seus meninos (porque se as meninas usam maiôs que cobrem um peito inexistente, mais vale triplicar suas competências parentais: proteger dos raios do sol, esbanjar um tratamento verdadeiramente feminista para seus pirralhos, e ensinar a seus rapazinhos que eles serão, um dia, objetos sexuais).

Enfim, além do aumento de seu potencial erótico, você (talvez) descubra uma nova fonte de prazer. Pois o mamilo ignorado, forçosamente, é uma zona erógena legada ao abandono — é sempre uma pena se privar das coisas boas, não é? O mamilo masculino pode ser trabalhado para aumentar sua sensibilidade — como tudo

---

[9] N.T. Muito na moda.
[10] N.T. i.e. pelos em forma retangular.
[11] N.T. Bebida alcoólica de origem cubana: coquetel feito com rum, suco de lima e açúcar ou xarope.

o mais, isso se aprende (existem mesmo *coaches* especializados). Uma grande quantidade de recursos está disponível on-line para alongar os mamilos por meio de bombas e de outros exercícios, assim como amassá-los, triturá-los, até o orgasmo, para os mais sortudos.

Quer a liberação sexual, a subversão? Mais calor nas praias? Aqui está, meus camaradas. Mas, você ousaria?

A castração, temida por alguns, buscada por outros

Nas paradas de sucesso dos grandes terrores masculinos, a castração conserva, hoje, um poder de fascínio-repulsa tão mais surpreendente quanto sua probabilidade é infinitesimal. As feministas nunca sacaram suas tesouras de poda. E ainda que nossas sementes estejam se escasseando (graças aos perturbadores endócrinos e ao nosso consumo de álcool), os pênis contemporâneos estão seguros.

O que não impede, de forma alguma, o medo de uma castração efetiva, aqui e agora. Mesmo irracional, mesmo fazendo abstração das teorias psicanalíticas, esse medo é compreensível. Se o coração é protegido pela caixa torácica e o cérebro pela caixa craniana, as partes genitais masculinas não são protegidas por coisa alguma (enquanto se espera a chegada nos supermercados das cuecas em *kevlar*.)[1]

Tem-se uma notável presença cultural da castração, do fascinante eunuco Varys, da série *Game of Thrones* ao mundo esportivo interditando golpes abaixo da cintura (se os jogadores de futebol protegessem seus gols tão eficazmente quanto suas partes genitais durante os pênaltis, já teríamos percebido).

---

[1] N.T. Material resistente ao calor e cinco vezes mais resistente que o aço por unidade de peso, usado na fabricação de cintos de segurança, cordas, construções aeronáuticas, velas, coletes à prova de bala, linhas de pesca, raquetes de ténis, pneus, tanques de combustível de carros de fórmula 1 e telefones celulares.

Se o pênis fica do lado de fora, não podemos apenas vê-lo, mas também pegá-lo, feri-lo, arrancá-lo. Os fóruns na internet borbulham com homens aterrorizados com a ideia de um boquete demasiado incisiva, de um zíper frouxo, ou de uma fratura do pênis (sim, isso existe). As verdadeiras castrações acidentais ou criminosas são, entretanto, raras. O caso Lorena Bobbitt remonta a 1993 (lembremos que o pênis cortado foi, por fim, enxertado).

> Os fóruns na internet borbulham com homens aterrorizados com a ideia de um boquete demasiadamente incisiva, de um zíper frouxo, ou de uma fratura do pênis (sim, isso existe).

Mais recentemente, o artista e militante japonês, Mao Sugiyama, amputou cirurgicamente suas partes genitais e mamilos para promover a igualdade sexual e a assexualidade. (Continuando a historinha, ele, em seguida, serviu-os, acompanhados de salsinha e champignons de Paris, num jantar a 800 euros o prato. Tal preço por grama faz picadinho do bife *Wagyu*).[2]

Simbólico, químico ou autoinfligido

A castração contemporânea se limita essencialmente a três universos muito diferentes: é simbólica, química ou autoinfligida. A castração simbólica é aquela que atravessa o discurso sexista típico. O homem em posição de submissão, ou mesmo de igualdade com a mulher, é castrado, em uma interessante confusão entre genitalidade e legitimidade — um clássico do essencialismo, conferindo a cada gênero superpoderes específicos.

Assim, na excelente série britânica *Fortitude*, podemos observar a autocastração de um jovem que deseja se apropriar da energia feminina — e tanto pior para os insignificantes detalhes que constituem o sexo feminino, os cromossomos XX ou os hormônios: se cortar ali, será uma mulher! Um reducionismo tão mais absurdo quanto, em nossa cultura ocidental, os castrados existiram precisamente porque as mulheres eram proibidas de cantar nas igrejas: é, portanto, bom que, castrado ou não, um homem continue sendo um homem.

Vem, em seguida, a castração química, mal denominada por ser reversível: ela serve para inibir a libido, e deve ser acompanhada de supervisão psicológi-

---

[2] N.T. Bife oriundo do gado nativo japonês, considerado como sendo de alta qualidade.

ca. É utilizada em diversos países para "tratar" a reincidência dos delinquentes sexuais, às vezes, a pedido dos próprios. Mas o que é interessante é que os eunucos não pertencem somente ao mundo da paranoia, ao judiciário, às práticas bárbaras e/ou religiosas sem relação com a modernidade. A castração pode ser consentida, desejável, desejada. Os eunucos atuais dispõem de sua comunidade on-line,[3] e reivindicam sua escolha como uma identidade de gênero.

Terror e fascínio

Pois o reverso do terror, como sempre, é o fascínio. É o que testemunha uma copiosa literatura consagrada à autocastração, em meio à qual o internauta encontrará certamente conselhos, mas também encorajamento, vídeos, dados precisos concernentes ao orçamento, ou aos aspectos legais e a outras descrições das ferramentas necessárias (destinadas, a princípio, à castração veterinária).

Simples provocações? De forma alguma. Em 2014, um artigo de dois pesquisadores descreveu a popularidade crescente dessa prática, cujos objetivos diferem completamente do transexualismo, e sublinhou que "por receio do constrangimento ou da rejeição, muitos aspirantes a eunuco se recusam a se consultar com profissionais de saúde".[4] Os homens em questão trocam, então, suas estratégias entre os adeptos — da cirurgia à compressão do fluxo sanguíneo, passando pela boa e velha tesoura de poda, ou a injeção de toxinas.

Qual é o objetivo? Essencialmente, a libertação das pulsões eróticas. Um estudo de 2004 invoca também a "calma dos eunucos" como a finalidade essencial de 40% dos homens interessados na autocastração. Trinta por cento deles veem nisso uma fantasia erótica excitante, e mais 30% possuem motivos estéticos.[5]

Quanto às consequências, além das eventuais complicações físicas ou psicológicas (como os riscos de depressão ou gangrena e, certamente, de incapa-

---

[3] www.eunuch.org/menu.htm
[4] Thoms W. Johnson e Michael S. Irwig, "The hidden world of self-castration and testicular self-injury" ("O mundo oculto da auto-castração e ferimento testicular auto-infligido"), *Nature Reviews Urology*, vol. 11, nº 5, maio de 2014, p. 297-300.
[5] Ver Richard Wassersug, Sari A. Zelenietz e G. Farrell Squire, "New age eunuchs: motivation and rationale for voluntary castration" ("Eunucos da nova era: motivação e fundamentação da castração voluntária"), *Archives of Sexual Behavior*, vol. 33, nº 4, outubro de 2004, p. 433-442.

citação reprodutiva), os eunucos modernos devem esperar sentir ondas de calor, ganhar peso e perder a pilosidade — um preço que estão prontos a pagar aqueles que procuram a famosa "calma dos eunucos". Os fóruns de aspirantes evocam uma libido percebida como um fardo, a atenuação da pressão sexual, a necessidade de fazer as pazes consigo mesmo, às vezes, também problemas induzidos por uma adição ao sexo.

> Os castrados por livre e espontânea vontade lembram que é preciso uma grande dose de má-fé para limitar o humano ao membro.

A inveja da ausência de pênis

E isso acontece: enquanto as vítimas de câncer de próstata demoram a aceitar as consequências de uma terapia hormonal que faz decrescer a produção de testosterona (com efeitos secundários próximos aos citados acima), os eunucos voluntários alegam um bom funcionamento psicológico e social, e uma maior satisfação.[6]

É quase o cúmulo: enquanto a maioria dos homens declara a castração indigna perante a humanidade, os castrados por livre e espontânea vontade lembram que é preciso uma grande dose de má-fé para limitar o humano ao membro — e que ele pode se sentir mais próximo da humanidade justamente sem ele. Depois da inveja do pênis, a inveja da ausência de pênis...

A cereja do bolo é o filme[7] que a Netflix prepara atualmente sobre o emoticon de berinjela (este bulbo violeta que se supõe simbolizar o sexo masculino em nossos aplicativos de mensagens). Sinopse oficial: "Quando um adolescente corta acidentalmente o pênis durante uma excursão num camping, ele e seus amigos correm para salvar seu apêndice antes que seja tarde demais". Há vinte anos, Hollywood salvava o soldado

> Há vinte anos, Hollywood salvava o soldado Ryan. Hoje, as TVs a cabo salvam o soldado pênis.

Ryan. Hoje, as TVs a cabo salvam o soldado pênis. Posto que não terminamos nem de falar sobre ele, nem de debatê-lo, mais vale, efetivamente, rir dele.

---

[6] Ver Richard Wassersug e Thomas W. Johnson, "Modern-day eunuchs: motivations for and consequences of contemporary castration" ("Eunucos modernos: motivações e consequências da castração contemporânea"), *Perspectives in Biology and Medicine*, vol. 50, nº 4, outono de 2007, p. 544-556.
[7] *The Package (O Pacote)*, saído em 2018, e sem dúvida extremamente evitável.

Clítoris

Clítoris, substantivo masculino: contraditório, não é? É que nesse órgão feminino, estritamente consagrado ao prazer, ainda não se penetrou em todos os seus mistérios. As origens? Contestadas. O *kleitoris* grego poderia ser uma pequena colina, uma chave ou uma fivela (nada nos impede de manter as três possibilidades). A mesma imprecisão artística se vê entre os sinônimos: botão, pé de feijão, ervilha, ou ainda, feijãozinho. Tudo isso é adorável, certamente, mas anatomicamente falso: o clítoris tem de 10 cm a 12 cm (em formato de vagem). A parte que ultrapassa a vulva é tão somente a glande, seguida sob a pele por duas hastes que encerram a vagina. Ramificações ainda hoje aplainadas pelo imaginário coletivo, que não vê além da ponta do nariz — exatamente como se confundíssemos a úvula com o esôfago, ou a rolha de cortiça com uma garrafa de Morgon 2011.

Eis, então, o clítoris emboscado entre dois tipos de excisão: uma cultural, que lhe decepa os pés, outra, religiosa, que lhe decepa a glande. Com isso, temos muito chão ainda pela frente. E não termina por aí! Para diminuir o clítoris, toda uma literatura o define como um pequeno pênis. Uma comparação não totalmente absurda: glande, prepúcio, frênulo, corpo esponjoso e cavernoso, o básico é idêntico, até o potencial erétil. Essa semelhança é lógica posto que a diferenciação sexual não aparece senão na sétima semana de gravidez. Assim, se fosse preciso fazer prova de mesquinharia, poderíamos defender que o sexo masculino é um clítoris, onerado com uma uretra, possuindo uma única haste no lugar de duas, e vulnerável por estar fora do corpo. Ainda ouvimos dizer "pênis atrofiado". Uma coisa é certa: da aproximação anatômica às injustiças metafóricas, a língua é tudo, menos o aliado natural do clítoris. Isso é o cúmulo.

"Clitorianas de todos os países, uni-vos!"

Sua libido está se fazendo de avestruz este final de ano? Isso é totalmente natural. Entre o movimento #balancetonporc,[1] a *carga mental*,[2] a divulgação dos estupros em massa na Síria, a pornificação[3] do cotidiano, ou o abismo salarial que não se reduz, não somente a atualidade sexual/sexuada é conflitante em si, mas atingimos um ponto de desespero que nos aproxima coletivamente do ponto de Lisístrata.[4] Sexo? Sem nós. *Stop*. Já demos demais.

Será que terminou, perguntam-se alguns, arrancando as cutículas em torno das unhas? Não. Quando se fala em abusos sexuais ou da sexualização do casamento, essa história começou há tempo demais para ser classificada como "efeito da moda".[5] E uma vez que falamos em tendências, uma vez que as mulheres manifestamente colocam tudo para fora, deixe-me fazer uma previsão:

---

[1] N.T. vide nota 2.
[2] N.T. em francês, *charge mental*, ou *charge mental menagère*, é um fenômeno sociológico segundo o qual a gestão do lar no quotidiano representa uma carga cognitiva para a pessoa. Todos são afetados independente de gênero, porém são as mulheres as que mais sentem os seus efeitos.
[3] N.T pornografização
[4] N.T. referência à peça homônima de Aristófanes, em que as mulheres gregas decidem fazer uma greve sexual em protesto à guerra do Peloponeso.
[5] N.T. em francês, "effet de mode", também chamado de 'efeito adesão', ou 'efeito bandwagon', trata-se do fenômeno sociológico, efeito do comportamento gregário, que faz com que os indivíduos ajam como ovelhas, levando os indecisos a tomarem decisões imitando o que pensa ou faz a maioria.

o próximo turbilhão recairá sobre nossas práticas sexuais concretas — aquelas do casal, aquelas que se desenvolvem dentro do consentimento, mas não necessariamente dentro da igualdade.

A grande maioria das mulheres são clitorianas. Sabemos disso. Já vimos e ouvimos no rádio. Quanto mais avançamos pelas veredas nem sempre cômodas do conhecimento, mais constatamos que a muito artificial divisão entre prazer clitoriano e prazer vaginal se desloca em direção ao clítoris — ou antes, em direção a uma combinação de prazeres. A ciência junta as peças das mulheres. No tocante a isso, quanto mais se é ambidestro, melhor — mas até que se lhe implantem braços suplementares *à la* Shiva, as mulheres são clitorianas. Alguns cientistas negam categoricamente a existência do orgasmo vaginal.

> 56% das mulheres já fingiram na cama (as 44% restantes mentem, não entenderam a pergunta, ou estão ocupadas demais brincando com seu novo vibrador).

Esses fatos médicos não têm, entretanto, qualquer impacto sobre nossas práticas. Estranho, não? Pois quando se pede aos homens que descrevam sua experiência, estes invocam seu incrível golpe de sorte: "Claro que as mulheres são, na maioria, clitorianas, eu não vivo debaixo de uma pedra! Acontece que só dou de cara com as vaginais". A título de lembrete: 56% das mulheres já fingiram na cama (as 44% restantes mentem, não entenderam a pergunta, ou estão ocupadas demais brincando com seu novo vibrador).

O sexo à la "espaguete de micro-ondas"

A mesma negação da realidade é dirigida à obra em torno do movimento #balancetonporc: "Claro que as mulheres são assediadas, mas não conheço nenhum agressor, além disso, meu comportamento foi sempre tão niquelado quanto a moto de Johnny".[6] Titiou Lecoq faz igualmente a observação em *Libérées!*, sua obra sobre a não divisão das tarefas domésticas: "Eu só encontrava os eleitos junto aos quais a revolução dos espíritos e dos gestos já tinha acontecido [...]. Eu estava diante de uma constatação clássica, que retorna

---

[6] N.T. Referência ao roqueiro francês Johnny Hallyday, então detentor de uma grande coleção de motos.

em quase todos os estudos sobre o assunto: quando interrogados, a maior parte dos casais crê que sua própria divisão seja justa".[7] Ainda mais estranho, não é? As preocupações ligadas ao sexo e à sexualidade só acontecem com os outros. Os números? Bem, são só números, justamente. Abstratos, desencarnados.

O fato é que os homens não têm interesse em compreender que as mulheres sejam clitorianas. A relação vaginal continua sendo vantajosa para eles, praticamente garantindo seu orgasmo (o das mulheres sendo tão garantido quanto a chance de ganhar na Mega Sena).[8] Então, por que as mulheres fazem esse embuste? Por que não temos (também) #clitoriseutambem ou #clitorianaorgulhosa?

Primeiro problema: a vagina não é desqualificada na hora do orgasmo, #itscomplicated. Uma dupla estimulação é a maneira mais eficaz de fazer uma mulher gozar, pois a base do clítoris contorna a vagina. Segundo bloqueio, terrivelmente pragmático: a relação sexual é despachada mais rapidamente ao se estimular. Para os casais moderadamente motivados, o sexo vaginal é o equivalente ao espaguete de micro-ondas: não é muito bom, mas é o suficiente. Enfim, o orgasmo clitoriano continua sendo culturalmente sub-representado. É menos gráfico no cinema, menos fusional[9] na literatura. O sexo oral e as carícias são menos erotizadas do que a relação vaginal — mas se 99% dos realizadores fossem realizadoras, sem dúvida que observaríamos uma erotização inversa. Enquanto esperamos até que isso aconteça, o prazer que conhecemos visualmente, o prazer padrão, socialmente validado, hipoalergênico, continua sendo vaginal. Ora, como mulheres, fomos condicionados a agradar àqueles que nos cercam a ponto de glorificar nossos sacrifícios. De onde uma *omertà*[10] perfeitamente interiorizada.

> Para os casais moderadamente motivados, o sexo vaginal é o equivalente ao espaguete de micro-ondas: não é muito bom, mas é o suficiente.

---

[7] Titou Lecoq. *Liberées! Le combat féministe se gange devant le panier de linge sale* (Libertas! O combate feminista se ganha diante do carrinho de roupa suja), Fayard, 2017.
[8] N.T. No original, no Euro Milhão.
[9] N.T. I.e. menos verdadeiro.
[10] N.T. Código de honra do sul da Itália, que exige que se ignore voluntariamente e se evite interferir nas atividades ilegais de terceiros.

Faça a pergunta

Retornemos, então, à nossa bola de cristal. O saco de roupa suja não foi esvaziado — nem o das tarefas domésticas, nem o do consentimento... nem o da comédia do orgasmo vaginal, que falta desmistificar. Como notamos no começo desta crônica,[11] a tolerância das mulheres às injustiças está diminuindo. Aproveite bem, então, a comédia vaginal: em minha opinião, ela vive suas últimas horas.

Pois sejamos realistas por um instante. Se for um homem heterossexual: não, você não se depara miraculosamente só com mulheres vaginais. A priori, todas as suas parceiras anteriores eram clitorianas. Salvo a presença de *sextoys*, salvo a organização da sua vida sexual ao redor do que se chama de "preliminares", salvo a fuga do *script* psicossexual atualmente em vigor: quer suas amantes e namoradas terminaram à mão, enquanto você tomava uma ducha, quer elas tenham dormido sem ter gozado. Se teve mais de uma parceira sexual em sua vida, salvo aberração estatística, nunca fez gozar vaginalmente as suas ex. Nem sequer faz gozar sua atual parceira. Em todo caso, não desse modo.

> Suas ex irão admitir, talvez, sob tortura, sua atual irá admitir, talvez, se tiver se esquecido do aniversário dela, sua futura parceira, a priori, jamais admitirá.

As suas ex irão admitir, talvez, sob tortura, sua atual irá admitir, talvez, se tiver se esquecido do aniversário dela, sua futura parceira, a priori, jamais admitirá, porque ela sabe que uma revelação dessas, ainda hoje, é um *handicap*[12] no mercado sexual (uma clitoriana, no imaginário coletivo, é quase uma frígida... em todo caso, é uma complicação).

O que lhes proponho fazer, homens heterossexuais, consistirá em seguir exatamente a mesma cartilha das tarefas domésticas, ou o #metoo: uma vez que a palavra é incrivelmente difícil de se arrancar, faça a pergunta. Você pode me usar: "A cronista doida de pedra do *Le Monde* acha que você é uma clitoriana de armário, eu compreendo que tenha sido de seu interesse esconder isso de mim, mas essa hipocrisia me infantiliza, eu sou um homem adulto, posso ouvir esse novo discurso, posso me conformar, você é clitoriana, nesse

---

[11] N.T. Cada um dos capítulos deste livro era, originalmente, uma crônica publicada no jornal *Le Monde*.
[12] N.T. Ou seja, uma deficiência, uma desvantagem.

caso, seria a ocasião ideal para virar o jogo da nossa sexualidade — seria uma chance?"

Faça a pergunta, expresse seu cansaço diante de todo tipo de fingimento. Abramos como um presente de Natal essa nova caixa de Pandora (que, em todo caso, está bem na frente do nosso nariz): clitoriana, #metoo.

É preciso ser magro para dormir com outra pessoa?

Sabe-se que tudo no porco é bom, que gordura é vida, que festejar o ano derradeiro rima com aumentar o traseiro.[1] Quinze por cento dos franceses adultos são obesos, 32% estão com sobrepeso. Eles e elas têm relações sexuais... Esse aspecto sendo varrido para debaixo do tapete dos eufemismos trajados por manequins quase sem recheio. Não se diz mais "gordo", se diz "polpudo" ou "com formas" (como se os magros fossem informes). Não se diz "flácido": se diz *dadbody* (literalmente, "corpo do papai").

Como consequência, para não infantilizar uma população que flerta com a norma estatística, utilizarei nesta crônica a palavra "gordo". Tem-se o direito de ser amplo, cheio, gorduroso, rechonchudo, redondo, enorme, titânico. Os gordos não têm necessidade de serem protegidos como os tigres de Bengala — eles têm banhas, não uma doença incurável, e, diga-se de passagem, não, o sexo não faz perder tantas calorias quanto um *jogging* (a não ser

> Tem-se o direito de ser amplo, cheio, gorduroso, rechonchudo, redondo, enorme, titânico. Os gordos não têm necessidade de serem protegidos como os tigres de Bengala – eles têm banhas, não uma doença incurável.

---

[1] N.T. No original, "passer les fêtes rime avec prendre des fesses".

que pratique enquanto faz barra, mas isso se chama Legião Estrangeira). Isso esclarecido: e quanto ao sexo gordo?

Para começar, notemos que o peso influi muito pouco sobre o número de parceiros sexuais. O tamanho conta (do corpo, safadinhos). Mas, contrariamente ao que afirma uma cultura com excesso de culpa, comer mais três biscoitinhos não vai arruinar suas chances de encontrar sua alma-gêmea, ainda que seja gêmea por três minutos, incluindo a ducha (para dar conta disso, digamos que seja uma meia alma-gêmea ou uma prima-irmã). O que será útil para lembrar aos adolescentes, sabendo que um quarto dos colegiais adoraria perder peso, e que 13% estão de dieta.

Sem querer fazer um mau jogo de palavras, não apenas os gordos se deitam, mas se deitam mais amplamente, porque são as pessoas magras que declaram ter menos parceiros[2] (mas não saltemos às conclusões como saltaríamos sobre uma salsicha, porque essa especificidade pode igualmente se explicar por uma anatomia pouco invejável... quanto, ao contrário, por um sucesso permitindo aos muito magros de encontrar a "boa pessoa" mais cedo).

Palavra-chave pornográfica

Atenção também para não fetichizar os gordos, reduzi-los a uma palavra-chave pornográfica. Há vinte anos, "tranquilizávamos" os gordos, representando-os como *bon-vivants* bem grandalhões (proibidos de se queixar). Há dez anos, eram engraçados (assim, desse jeito, pimba!). Hoje, são *sexys*, providos de uma energia sexual devoradora — exceto que, ao lhes afixar qualidade arbitrárias, subentendemos que eles devam compensar.

É desgastante e ameaçador, especialmente quando as "boas" intenções servem para explorar. A internet fervilha com conselhos explicando como arrebatar o gordo em sua cama, como fazê-lo aceitar qualquer coisa — partindo do princípio que estejam desesperados. Podemos, sinceramente, amar o contato

---

[2] Ver David A. Frederick e Brooke N. Jenkins "Height and Body Mass on the Mating Market: Associations with number of sex partners and extra-pair sex among heterossexual men and women aged 18-65" ("Altura e massa corporal no mercado de parceiros sexuais: associações com o número de parceiros sexuais e sexo extra-par entre homens e mulheres heterossexuais com idades entre 18 e 65 anos"), *Evolutionary Psychology*, vol. 13, nº 3, setembro de 2015 (journals.sagepub.com/doi/pdf/10.1177/1474704915604563).

com a carne macia (sobretudo, nesta estação), sem fazer disso um baluarte. Nossos parceiros são indivíduos, antes de serem "gordos".

Uma vez que não fetichiza, queira, por favor, também não invisibilizar. Há pouca gordura na telinha, mas o peso não deveria ser um tabu. Como quer tomar conta de um corpo se você se recusa a evocar suas especificidades? Um pênis grande não se manipula da mesma forma que um pênis pequeno, e um corpo grande não se manipula como uma silhueta *extra small*. O senso prático não insulta ninguém, ao contrário do silêncio de arrependimento.

Ora, então, quais são as especificidades do sexo gordo? Do outro lado do Atlântico, há *workshops* consagrados à questão. Para colocar os pingos nos iis: deitar-se com gordos não muda fundamentalmente as coisas. Trata-se de uma interação com uma pessoa nova, o que necessita de uma fase de aprendizado, de negociação, de descoberta. Os gordos não são uma categoria uniforme.

Dito isso, talvez seja útil saber que alguns parceiros obesos terão necessidade de consolos mais longos, ou que os ganchos de um arnês de segurança devem ser usados acima do ventre para proporcionar um conforto maior. Os *sextoys* serão particularmente úteis, se ambos os parceiros estiverem muito acima do peso. Em seguida, um homem cuja amplitude do ventre complica o acesso ao pênis pode ter interesse em deitar de costas (as estrelas do mar se conjugam muito bem no masculino). A posição das pequenas colheres será a mais aborrecida, mas não faça dela uma obsessão: o *Kama Sutra* é um livro espesso (ele também ganhou peso durante as festas de fim de ano), não há falta de opções.

Se a mulher for gorda, a posição de quatro será a mais fácil — pode optar por travesseiros que permitam sustentar o quadril para que ela não se canse. A mesma coisa para o papai-mamãe: utilizar travesseiros ou o bordo da cama permite elevar as ancas e facilitar o acesso ao sexo (isso funciona também com parceiros magros que queiram conforto). A posição lateral surge com frequência entre os conselhos de especialistas, seja com os joelhos dobrados em direção ao tórax, seja com uma coxa levantada, que pode se apoiar sobre o ombro do parceiro.

Comunicar sem constrangimento

Também não imagine, que, no nível psicológico, todos os gordos tenham aceitado seus corpos... ou que os detestem. Alguns têm medo de esmagar seus parceiros mais magros se eles ou elas estiverem por cima, outros dão de ombros e lembram de que é difícil esmagar uma pessoa. Na dúvida, pergunte. Pergunte se a pessoa gosta que se lhe agarre as carnes (excitante ou horripilante, segundo as sensibilidades). Não parta do princípio de que um peito gordo o autoriza à famosa "espanholada", que seios gordos são mais sensíveis, ou pior ainda, que uma mulher gorda tenha uma vagina grande.

Finalmente, o real desafio para dois parceiros gordos não é chegar à penetração (e mesmo se tal fosse o caso, as relações oro-genitais e os diferentes utensílios sexuais oferecem um caminhão de alternativas), mas encontrar um meio de comunicar, sem constrangimento, as posições que lhes proporcionam o maior conforto emocional e físico — e, por falar nisso, o máximo de prazer. Quanto a isso, é muito mais útil perder seu constrangimento do que perder alguns quilos — a partir do momento em que não se tem necessariamente vontade de perder alguns quilos, e que nem todo mundo tem seis meses ou seis anos para investir, só para se conformar ao modelo contemporâneo atraente.

Por outro lado, o constrangimento é um verdadeiro problema. Solucioná-lo implica calar um imaginário coletivo pesado e conformista, portanto, reinventar as representações da sexualidade. Mais fácil dizer do que fazer, você dirá... salvo se nos colocamos no mesmo campo (da condição humana). Lutar contra a gordofobia sexual não sublinha somente a responsabilidade das pessoas gordas, mas da sociedade inteira. Quando a metade das pessoas está acima do peso, a outra metade poderia fazer um esforço em vez de atrapalhar. Quando começamos?

> O real desafio para dois parceiros gordos não é chegar à penetração, mas encontrar um meio de comunicar, sem constrangimento, as posições que lhes proporcionam o maior conforto emocional e físico.

> Quando a metade das pessoas está acima do peso, a outra metade poderia fazer um esforço em vez de atrapalhar.

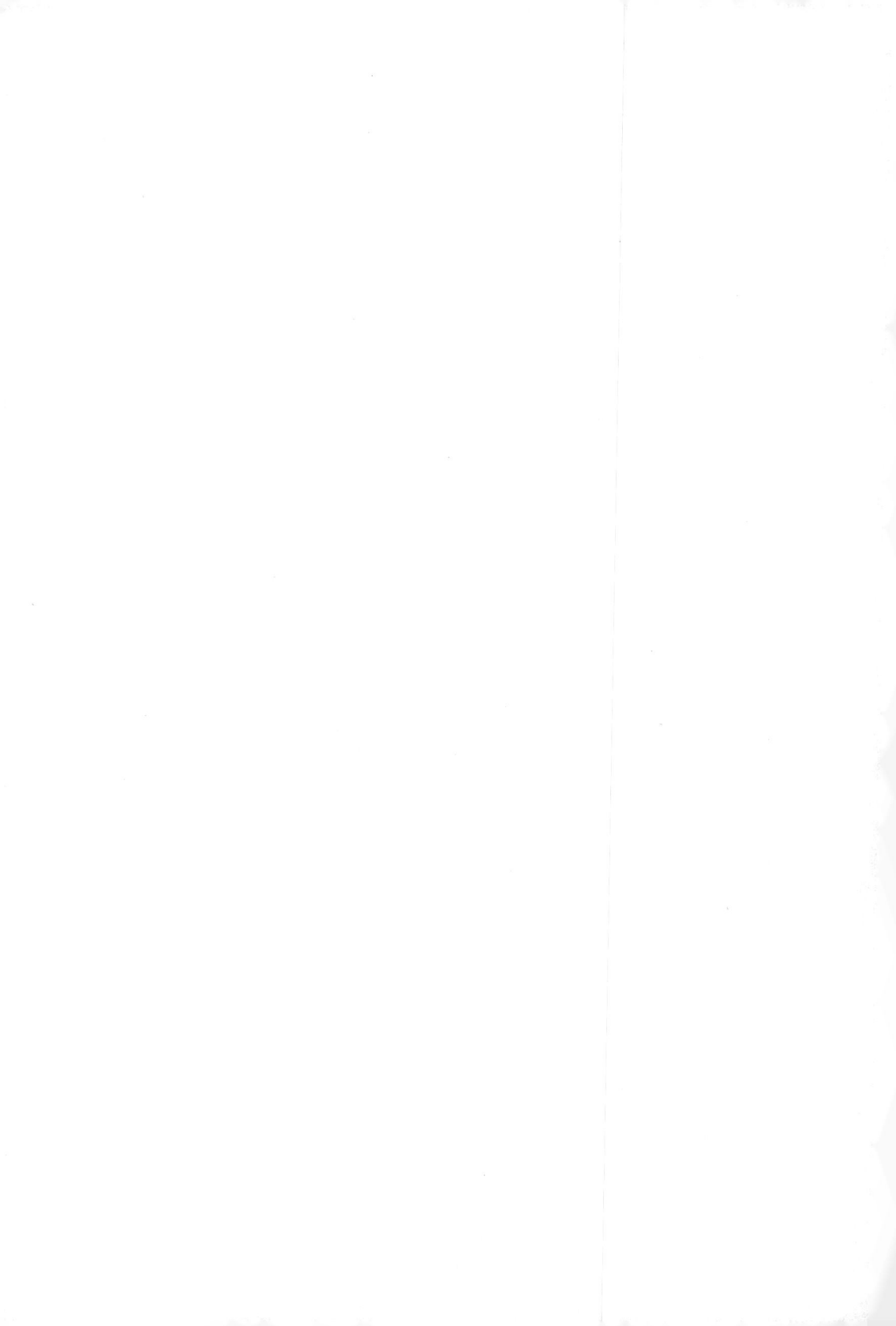

II

Nossas práticas

É preciso experimentar tudo sexualmente?

Dois pesos, duas medidas: ao mesmo tempo em que se ensina às crianças a "provar antes de dizer não" (sob o risco de achar restos de purê de cenoura e camembert nas paredes), nós nos autorizamos sexualmente a não experimentar. A detestar antes de testar. A não formar nossa própria opinião. Como justificar esse salvo-conduto? A questão se coloca, porque a ideia de experimentar tudo está, afinal, muito impregnada em nossa cultura sexual. Os pretensiosos se gabam de ter experimentado tudo, os *gourmands* de querer experimentar tudo.

A leitura de um dicionário de parafilias ou de *Cento e Vinte Dias de Sodoma* bastariam para pôr uma moldura nesse insondável apetite (somos todos e todas bem preguiçoso/a/s): chama-se "Efeito Dunning-Kruger" esse viés de superconfiança que faz que as pessoas menos competentes em determinado assunto tenham a impressão de já tê-lo percorrido trinta vezes. Se alguém alega conhecer tudo em matéria de sexualidade, ou de já ter experimentado tudo, pode ter certeza de que é virgem.

Universo fantástico em expansão

Aliás, com o que "tudo" se parece? Existem vários menus interativos que nos permitem ter uma ideia da amplitude e generosidade do nosso campo de possibilidades. Os nichos, não somente se superpõem uns aos outros, mas se multiplicam com o tempo: o universo fantástico da humanidade está em expansão, bem como o universo físico.

Mas, individualmente, nós não somos a humanidade — obrigatoriamente, temos limites. Talvez esses limites caiam com a realidade virtual, mas ainda não chegamos lá, não vendamos essa erotíssima pele de urso.

> Seria necessário querer transar com todos os seres humanos e os não humanos, todos os objetos, mas também com o orvalho da manhã e uma torta de cereja. O que começa a ser demasiado, mesmo quando se está no seco.

Como poderíamos reivindicar todas as sexualidades — até onde? Os mortos? Os animais? Seria necessário querer transar com todos os seres humanos e não humanos, todos os objetos, mas também com o orvalho da manhã e uma torta de cereja. O que começa a ser demasiado, mesmo quando se está no seco.

Vejamos dez exemplos do que seria preciso "tentar antes de dizer não" — dez possíveis entre milhares, para se ater somente aos casos já catalogados: a mumificação erótica, o fetichismo do suor e das axilas, a zoofilia, a dominação financeira, a escatologia, a estimulação elétrica, as doenças venéreas. E, depois, certamente, a experiência sexual última: a castidade. A frustração. A castração. O quê? Você não queria experimentar tudo?

E mesmo que isso fosse possível, seria um amante melhor por ter experimentado tudo? Ou valeria mais ter experimentado menos, porém, se aprofundado mais no seu assunto? A tentativa implica um conhecimento superficial, uma visita-relâmpago (observe que, sexualmente falando, não costumamos gostar muito de visitas-relâmpago): os verdadeiros fanfarrões deveriam antes se gabar de especializações bem precisas — um doutorado em anatomia interna, um mestrado trilíngue em sexo oral.

Fanfarronice

Brincando, brincando, mas a questão se coloca de maneira mais problemática do que simples fanfarronices depois de três taças de vinho rosé (diga-se de passagem, já experimentou fazer sexo em coma etílico? Se quer experimentar tudo, este é um incontornável).

A curiosidade sexual pode, na verdade, se tornar uma limitação: uma pressão que se coloca sobre o parceiro para que aceite práticas que repugnam, ou que lhes são indiferentes. Os gays e, sobretudo, as lésbicas conhecem bem o problema, aqueles e aquelas que regularmente acusamos de preferir as relações homossexuais por não terem experimentado as relações heterossexuais.

Assim, na África do Sul, o estupro corretivo consiste em impor penetrações a lésbicas para que entrem no bom caminho (surpresa: o que não funciona). E sempre encontrará psicanalistas de salão para afirmar que os padres pedófilos são assim por não terem experimentado uma mulher "de verdade".

Vemos bem os limites desse argumento incansavelmente utilizado para "convencer", principalmente as mulheres, de experimentar a bandagem (passiva, que curioso), ou a sodomia (passiva, veja se pode): quando se fala em experimentar tudo, é, sobretudo, para exigir que outro experimente tudo.

Morrer ignorante

E, prioritariamente, o trio vencedor da fantasia pornográfica tida como normalidade — sexo a três, troca de casais e sexo anal, como se não ter-se deitado com duas loiras aos 30 anos fosse o mesmo que não ter um relógio Rolex aos 50. Tem que admitir que isso é uma encarnação bem rasa de um hedonismo solar.

Voltemos, portanto, aos nossos vasinhos de cenoura e batata. Mesmo de que se trate, nos dois casos, de relação com o corpo e o prazer, a sexualidade não é comparável à alimentação (ela não é uma necessidade vital a nível individual, para começar). E mesmo na alimentação, não experimentamos de tudo: guarde imediatamente essa garrafa de Destop.[1]

Embora o acesso à sexualidade seja uma das marcas da passagem à idade adulta, a pessoa que quer que seu parceiro experimente tudo trata esse parceiro como uma criança. As pressões são já consideráveis sobre as pessoas jovens, somadas, entre outras, de perder a virgindade, de praticar sexo oral, de depilar o corpo, de mostrar suas partes íntimas na internet, de gozar a qualquer custo.

> **O trio vencedor da fantasia pornográfica tida como normalidade – sexo a três, troca de casais e sexo anal, como se não ter-se deitado com duas loiras aos 30 anos fosse o mesmo que não ter um relógio Rolex aos 50.**

---

[1] N.T. Marca de desentupidor de canos.

O discurso que precisamos ouvir certamente não é o de que precisamos experimentar de tudo sob pena de morrer ignorante (o famoso *fear of missing out*, FoMO dos *Millenials*: a angústia de deixar passar uma experiência), mas, ao contrário, de reaprender a experimentar quando se tem vontade, quando se sentir pronto, mantendo a liberdade de nunca tentar. De deixar passar.

A alegria de esnobar

Tomemos, então, o partido inverso, se me permite. Há qualquer coisa de infinitamente interessante na renúncia: escolher é renunciar e, quando escolhemos, não é porque gostamos, ou, ao menos, preferimos? Porque aceitamos que tudo não é parecido, equivalente, horizontal?

Nenhum elogio aqui, em quatro volumes costurados com fio branco,[2] à sublimação pelo ascetismo, mas a simples constatação de que podemos nos satisfazer mesmo sem ter feito de tudo. Que se pode se comprazer em relutar, em se recusar — como uma posição, ou como um jogo, para aumentar a tensão sexual.

Pode-se, ao contrário, preferir projetar-se, guardar-se para mais tarde: ah, talvez, sim, um dia, quando a ocasião fizer o ladrão. Ou saborear o prazer um pouco ácido que há em se distinguir da massa — bah! não, eu não.

> **Reabilitemos a alegria de esnobar. De exercer seu espírito crítico. De deixar de lado as tendências que nos parecem ridículas ou imorais.**

Reabilitemos a alegria de esnobar. De exercer seu espírito crítico. De deixar de lado as tendências que nos parecem ridículas ou imorais (lembrete: falar de moral sexual não é vergonhoso, mesmo neste mundo que dá o fora, e mesmo em praça pública). É preciso poder dizer que não, para poder gritar melhor que sim. Restringir para explodir.

Ainda que o diga o coro do tudo-sexual, do *carpe diem* intimidante, da *dolce vita* maratonista e exaustiva: se fosse preciso experimentar tudo antes de dizer não, nós ficaríamos enjoados de sexo. Como crianças infelizes por nunca terem aprendido a frustração. Quem nada tenta, nada tem, mas quem tudo tenta, não vai muito além.

---

[2] N.T. Quando se quer recosturar um tecido, é de bom tom escolher um fio próximo à cor do estofo. É por isso que se costuramos um tecido escuro com um fio branco, a costura, que deveria ser discreta, se torna bem visível. Esse sentido é figurativamente transmitido a todo projeto que tenta dissimular alguma coisa de maneira desajeitada e óbvia.

O grande circo do primeiro encontro

Desfrutar da sexualidade, ah! que belo programa... Ainda tenho que alcançá-lo. Será que é complicado? Não, necessariamente. Para encontrar parceiros, não vá procurar o meio-dia entre as cinco e as sete,[1] muito menos querer reinventar a roda. Hoje, como ontem, os incontornáveis são idênticos: o trabalho, o círculo de amizades, o bar, a discoteca, a internet. *Voilà*. As apresentações feitas, permita-me transportar-lhe ao primeiro encontro. Permita-me, também, pular as diferenças de temporalidade: para as mulheres o pré-encontro (fazer escova no cabelo, depilações com cera),[2] para os homens o próprio momento (a escolha do programa, a conta a pagar).

> O primeiro encontro obedece, em geral, a um clichê tão gordo quanto uma barraquinha de batata frita: eles propõem, elas dispõem.

---

[1] N.T. Temos aqui a combinação de duas expressões francesas, *chercher midi à quatorze heures* (procurar o meio-dia às quatorze horas) e *cinq à sept* (das cinco às sete). A primeira expressão é oriunda do antigo sistema italiano em que as horas eram contadas a partir do pôr do sol do dia anterior, de modo que seria impossível que o meio-dia se realizasse às quatorze horas em qualquer lugar da Itália ou da França. Significa, como daí se depreende, procurar por algo onde não pode ser encontrado, ou procurar por um problema onde não há. A segunda expressão se refere ao período das cinco às sete horas da tarde, tradicionalmente devotado a distrações tanto do trabalho como da vida conjugal, seja na forma de reuniões informais entre amigos, seja (o que se infere tacitamente) na forma de um encontro amoroso extraconjugal.

[2] N.T. Cera de depilar.

É que o primeiro encontro obedece, em geral, a um clichê tão gordo quanto uma barraquinha de batata frita: eles propõem, elas dispõem. A responsabilidade do homem permite desresponsabilizar as mulheres, que mantêm, assim, seu estatuto de objeto de desejo. E, olha! Veja como esses carneiros são bem protegidos — como eles produzem um bom iogurte.³ O quê? Está bocejando? O que lhe dá esse direito? Bom, tudo bem: está bocejando, porque já sabe isso de cor e salteado. Não compreende por que persistimos em nos impor esses códigos obsoletos.

Um primeiro encontro não serve para inovar, mas para assegurar. Ele serve para mostrar que conhecemos os usos — sob o risco de os subverter em seguida (exatamente como Rimbaud sabia compor sonetos antes de bagunçar a forma, ou como Picasso dominou a pintura realista).

Babuíno interior

Recontextualizemos: duas pessoas que não se conhecem, ou que se conhecem muito pouco, pensam em terminar a noite juntos, ou seja, ficarem nus, em um espaço fechado que ao menos uma delas não domina, após o que seria necessário colocar seu corpo mais ou menos à disposição e, cúmulo da audácia, para os mais sortudos, dormir na presença deste(a) quase desconhecido(a), que poderá nos enfiar três punhais nas costas. O seu babuíno interior está agora rolando no chão⁴ de medo. O seu instinto de sobrevivência mais elementar grita em silêncio: "Mas, enfim, Jean-Louis, Jacqueline, ficou maluca?"

É aí que os códigos entram em cena. Como assumimos um risco, asseguramos não somente as costas, mas também a frente, os lados e o avesso. Na hora do encontro propriamente dito, situado como que por acaso em um local público, dividimos o pão e o vinho. Porque isso se faz. Evocamos nossos *hobbies*, porque isso se faz. Evitamos meticulosamente assuntos como política, religião ou saúde, porque isso não se faz.

Poderíamos, sem dúvida, escrever o texto antecipadamente — poderíamos, certamente, cronometrar o *timing*. E isso não tem importância alguma:

---

³ N.T. "Os carneiros são bem protegidos" é uma expressão francesa que significa que cada um deve cuidar daquilo que lhe cabe sem interferir no que fazem os outros (se os pastores cuidam bem das suas próprias ovelhas, sem se intrometer no pasto uns dos outros, as ovelhas ficarão todas bem protegidas). O "bom iogurte" provavelmente é um trocadilho que faz referência ao fluido seminal.
⁴ N.T. A expressão "rolar no chão" é mais comumente usada em francês para se referir a um grande prazer, por analogia ao movimento que fazem certos animais ao procurar este fim. Mas aqui é usado em referência a um grande medo. Dado o contexto, é de se crer que o trocadilho seja intencional.

ainda que estejamos, na maioria das vezes, em desacordo com esse manual absurdo, estamos conjuntamente em desacordo... em toda a segurança. No máximo, isso unirá cumplicidades: riremos de nós mesmos. Mas, enquanto isso não acontece, o homem virará para a esquerda seu cartão[5] na hora de pagar, a mulher fará bico na hora de dividir seu *clafoutis*[6] (os homens comem mais na hora de seduzir, enquanto as mulheres seguem a tendência de reduzir seu aporte calórico: o babuíno parou de rolar no chão, mas continua lá).

Parada hilariante

Durante esse percurso obrigatório, nossos patinadores encadearão as figuras inscritas no "Manual Oficial nº 45", linha 4B. Aproximação das mãos, salto mortal. Um braço em volta dos ombros ou da cintura, triplo Axel.[7] Segundo fazer um boquete, para confirmação, perigoso salto mortal, reverência ao público, aplausos de pé, felicitações do júri. Envie *O Lago dos Cisnes* e a língua de boi braseada! Coloque por cima o *Bolero* de Ravel e a tabuada de 12![8]

Uma parada tanto mais hilária, se considerarmos, que, se duas pessoas se impuseram passar uma noite juntos, é porque elas têm uma educação exemplar (e são incapazes de dizer não), ou já haviam decidido, de antemão, que esse muito romântico 'beijo'[9] iria acontecer — de preferência, entre as 21h42 e as 21h47. O próprio fato de se ter aceitado um encontro torna a conclusão previsível: em 95% dos casos, o processo se (des)dobra como um origami. Em seguida, evidentemente, pode sempre ameaçar de mandar quei-

> O próprio fato de ter aceitado um encontro torna a conclusão previsível: em 95% dos casos, o caso se (des)dobra como um origami.

---

[5] N.T. Na Europa, devido às altas exigências para se obter financiamentos, os cartões de crédito são incomuns, até inexistentes em alguns países. Por isso, em vezes deles, usam-se "cartões bancários" que extraem fundos diretamente da conta bancária. Equivalem essencialmente a um cartão de débito.
[6] N.T. Doce da culinária francesa, que consiste em uma fruta, originalmente cerejas inteiras, cozida no forno, em um creme de farinha, ovos, leite e açúcar.
[7] N.T. Salto da patinação artística em que o atleta salta de frente, assim nomeado em homenagem ao patinador norueguês Axel Paulsen, que, em 1882, foi o primeiro a realizá-lo.
[8] N.T. Tradicionalmente, na educação elementar francesa, a tabuada, denominada de tabela de Pitágoras, ia, não só até 10, mas até 12.
[9] N.T. No francês, a palavra *baiser*, que originalmente significava 'beijo', passou a ser a ser usada como eufemismo para o ato sexual, e com tal ubiquidade que acabou por mudar de sentido.

mar os judeus ou de vomitar as ostras — o risco zero não existe, ao contrário do antissemitismo e das crises de fígado. Apesar dos quilômetros de artigos escritos sobre a questão, é forçoso constatar que, para um primeiro encontro malograr, é preciso dar duro. O nervo de guerra já se desenrolou de antemão, ou vai se desenrolar depois.

O primeiro encontro não existe

A primeira noite obedece às mesmas regras rígidas, o que explica, diga-se de passagem, o famoso "abismo dos orgasmos": enquanto os homens esperam gozar e subir pelas paredes durante sua primeira interação com sua nova parceira, míseros 10% das mulheres experimentam um orgasmo.[10] Elas o alcançarão a partir do quarto encontro (o que são três a mais). E por culpa de quem? Sempre dessa necessidade de se seguir os códigos arcaicos, mesmo quando os dois parceiros sabem que eles não funcionam. Desvestem-se, sempre fingindo timidez. Beijam-se profundamente, mordem-se, tendo o cuidado de mostrar que conhecem os limites um do outro — que são capazes de empatia. Porque ninguém tem tempo de aprender ou de ensinar o funcionamento específico do clítoris presencialmente, ou então se contentará, seja de pular as relações oro-genitais, seja num simulacro de sexo oral, que a mulher terá a cortesia de encurtar ao máximo (trata-se de sobreviver à primeira noite, não de ter prazer).

Essas carícias ou linguadas serão seguidas, para a mulher de um fingimento ou de uma frase do tipo "uh-la-la, estou quente como um bloco de urânio, passemos, portanto, à penetração vaginal" (o homem já sabe que sua amante não é ou é pouco vaginal, ele conhece as estatísticas, mas, nessa primeira noite, os participantes estão autorizados a fingir que se esqueceram das realidades anatômicas: porque, se não nos esquecêssemos, essa introdução à intimidade levaria seis horas, das quais quatro discutindo e uma traçando estratégias, sem falar no *feedback* pós-coito. Ora, todo mundo tem que trampar no dia seguinte, logo nos contentemos em tapar o buraco, isso já não seria mal). Seguem-se

---

[10] Ver Elizabeth A. Armstrong, Paula England e Alison C. K. Fogarty, "Accounting for Women's Orgasm and Sexual Enjoyment in College Hookups and Relationships" ("Levando em Conta o Orgasmo Feminino e o Prazer Sexual nos Encontros Sexuais e Relacionamentos"), *American Sociological Review*, vol. 77, nº 3, junho de 2012, p. 435-462.

duas posições, em geral, o papai-mamãe, para mostrar sua ternura, e a amazona, para mostrar sua 'abertura mental'.

O objetivo masculino é manter o controle durante três minutos, sem fazer mal. O objetivo feminino é não ser esquartejada no porão e, assim, poder recomeçar essa primeira noite, desta vez com confiança. A verdade é que o primeiro encontro não existe. O primeiro encontro não é mais do que um pedágio em direção ao segundo: em direção ao *encontro*. Não cedo demais.

Strap-on[11]

As mulheres são homens como os outros... sobretudo quando elas se apropriam do atributo masculino por excelência: o pênis. Nesse âmbito, a cinta peniana sacode os gêneros, e há muito tempo. A palavra *godemichou*[12] apareceu na língua francesa em 1611, e pode ter tirado seu nome do latim medieval *gaude mihi* ("goza-me", um programa completo...). É o mesmo que dizer que não esperamos até os ABCDs da igualdade, ou a segunda onda do feminismo para colocar os gêneros de ponta-cabeça.

Graças à cintura peniana, não somente as mulheres penetram (o que já podiam fazer com os dedos ou as mãos, ou com seus rolos de massa), mas os próprios homens podem se acrescentar um ou vários pênis de substituição, que não se posicionam necessariamente sobre o púbis. O corpo se reinventa, multiplica seu potencial, ri-se da natureza. Forçosamente, para os partidários da anatomia estrita, isso assusta.

O termo "cintura peniana" evoca os castigos, a pornografia, os cintos de castidade, o couro... A mil léguas das versões atuais de uma prótese lúdica. De fato, deveríamos antes falar de arnês peniano (com correias para estabilizar), ou de pênis-calcinha (declinado nas versões arquifemininas com rendas, frufrus e *plugs* de fantasia). Observemos, de passagem, que não é raro nem inocente que nossa cultura persista em utilizar palavras dramatizantes para desqualificar ou manter à distância práticas que nos perturbam. Em suma, face à transgressão potencial que carrega a calcinha, nos viramos para fazer disso uma cinta.[13]

---

[11] N.T. Cinta peniana ou *strap-on* é um dildo (consolo) desenvolvido para ser amarrado ao quadril, na ausência de um pênis, para que se possa penetrar a outra pessoa com a cintura.
[12] N.T. Dildo, ou consolo, em francês.
[13] N.T. Jogo de palavras com a expressão francesa *faire ceinture*, que significa 'privar-se de algo'.

As mil virtudes da penetração anal

Você pensa que a sodomia está reservada aos casais gays? Sinto muito, mas você põe o dedo no olho (é um bom começo). No que tange aos casais heterossexuais, a prática tem um nome: *pegging*, ou *chevillage*, em bom francês. Esse *chevillage* designa o ato pelo qual uma mulher penetra um homem com uma cinta peniana. Essa penetração poderá ser acompanha ou não por uma estimulação das outras zonas erógenas masculinas.

Fala-se raramente disso, porque o debate se concentra em torno da massagem prostática, a qual faz um belo furo na paisagem mediática — favorizado pelas suas virtudes anticancerígenas e as confissões de popstars como Kayne West. Isso é bem, mas só um dedo não é o suficiente. No máximo como aperitivo. Para passar às coisas sérias, seria preciso:

> Se as mulheres podem se pôr de joelhos, os homens também podem: afirmar que a segunda opção é mais degradante do que a primeira o fará retroceder dois séculos.

— uma boa posição, quer dizer, de quatro, exceto quando se quer complicar a vida. Revelador demais? Subversivo demais? Se as mulheres podem se pôr de joelhos, os homens também podem: afirmar que a segunda opção é mais degradante do que a primeira o fará retroceder dois séculos. Ora, acredite, os cuidados dentários eram muito ruins naquela época;

— um bom lubrificante especializado — insisto nesse ponto! Não vá seguir seu instinto na farmácia pegando um frasco reconfortante coberto de cores bonitinhas: a maior parte das grandes marcas vendem géis à base de água que se secam ao final de três segundos. Opte por géis à base de silicone;

— o próprio instrumento. Para o arnês (a cinta vestida pela mulher), uma só regra: você quer ele fique bem preso, logo pode esquecer as estruturas delicadas com lacinhos. É preciso que o arnês sustente o peso do *sextoy* e idealmente que se ajuste com correias. Para o *plug* peniano em si, além de precisar ser compatível com o arnês (frequentemente os dois são vendidos juntos), não queira ter o olho maior do que o baixo-ventre. Isso pode parecer paradoxal, mas os iniciantes, em seu entusiasmo, tendem a superestimar seus apetites. Tendência encorajada por certos atores gordos do mercado dos *sextoys*, que fizeram de sua especialidade produzir brinquedos exageradamente imponentes. Não vá além do formato de pênis "normal" (dezesseis centímetros) e, se possível, vá aquém. Seria uma pena sofrer de desgosto eterno por causa de uma compra irrealista.

Arme-se também de paciência e humor. Como para as outras práticas sexuais!

Abrir mão do controle das operações

Em seguida, a grande questão: por que sodomizar seu homem? Por que se deixar sodomizar por sua companheira? Porque isso faz bem, para começo de conversa. Se, contrariamente à crença coletiva concernente aos "ativos" e "passivos" (com um vocabulário como esse, pensaríamos estar lendo os *Panama Papers*[1]), nem todos os homossexuais praticam a sodomia, e os que a praticam não são doidos varridos. Muito menos são masoquistas todas as mulheres que apreciam essa variação. Pode-se, sem dúvida, sofrer uma inserção mal preparada, ou o estresse, ou a inexperiência de seu parceiro, mas é irrelevante: se tantos indivíduos aceitam tentar a sodomia em um momento ou em outro, é porque existe uma vaga esperança de prazer nessa história. De fato, os orgasmos da parte de trás, obtidos frequentemente em combinação com uma estimulação do pênis ou dos testículos, são descritos por seus adeptos como

---

[1] N.T. Conjunto de 11,5 milhões de documentos confidenciais de autoria da sociedade de advogados panamenha Mossack Fonseca que fornecem informações detalhadas de mais de 214 000 empresas de paraísos fiscais *offshore*, incluindo as identidades dos acionistas e administradores.

mais intensos, mais longos, mais profundos. Não me diga que isso não lhe cause inveja.

Segundo argumento, a variação. Se já esgotou doze vezes o *Kama Sutra*, mas nunca tentou a penetração anal, respeito sua flexibilidade e musculatura, mas continuo perplexa quanto às suas prioridades. Sabendo que as novas experiências reforçam o casal, por que não sair mais frequentemente da nossa zona de conforto — sem entrar por isso em uma zona de desconforto? Os mais aborrecidos dos machos se fazem às vezes de espertinhos afirmando que as mulheres não têm orifícios (*sic*) suficientes e que nos cairia bem um quarto em algum lugar: estranhamente, nunca pensaram que em um casal heterossexual temos, de fato, cinco.

Terceiro argumento, fundamental: a penetração anal permite experimentar a reciprocidade sexual. É bom para a empatia mútua, e isso gerará dividendos a longo prazo. Para os maridos, sem surpresa, trata-se de abdicar do controle das operações. Enquanto, tradicionalmente, cabe-lhes a responsabilidade das posições, da gestão da pressão, do ritmo, da compreensão telepática do outro, vocês agora poderão descansar. Apesar de que...

A penetração anal aproxima

Talvez fique surpreso se for um macho ignóbil (tenho certeza de que não é) ao descobrir que as mulheres não são assim tão ociosas e que uma penetração recebida demanda que se participe — que se detenha, que se abra. Ao se aceitar receber um corpo estranho dentro do seu, há fortes chances de que alcance um nível de intimidade física ao qual não está habituado. Você não apenas oferece sua capacidade de controle e seu corpo, oferece também uma parte tabu de sua anatomia. É um belo presente. Se tudo está bem com o casal, se têm realmente vontade (você e ela), a penetração anal deverá aproximá-los por um bom tempo.

> Talvez fique surpreso se for um macho ignóbil (tenho certeza de que não é) ao descobrir que as mulheres não são assim tão ociosas e que uma penetração recebida demanda que se participe.

No departamento das eventuais surpresas: espere pela vulnerabilidade e pelos complexos associados — o medo de sentir, de sujar, de receber o olhar dos outros pelas costas. No que tange aos sensíveis e à sujeira, siga sua higiene habitual. Não estamos em uma comédia de adolescentes. Tudo dará certo. No tocante aos olhares, confie na boa índole de sua companheira. Oferecendo-se à sua avaliação, compreenderá melhor os desafios de certos tipos de nudez. Em especial de quatro. Pois, se não agir pode se revelar comprometedor para um homem, não *ver* é tão comprometedor quanto. Se a coisa lhe parece intransponível (o contato visual pode lhe dar mais segurança), deite-se de costas com um travesseiro sob os quadris. Assim será mais difícil, mas seu bem-estar mental é tão importante quanto suas sensações físicas.

Para as esposas, invertamos a situação: ao tomar o lugar da penetradora, terá medo. Essa é uma boa notícia. Se seu papel mais ativo até aqui consistiu em fazer um boquete, ou se colocar por cima como uma amazona, o *chevillage* lhe parecerá mais arriscado. Mais precisamente, terá medo de fazer malfeito, de fazer mal. Não faça disso um motivo para se recusar a fazê-lo. Seu homem atravessa as mesmas ansiedades a cada relação, e colocar-se em seu lugar lhe fará repensar suas escolhas sob um novo olhar — porque, às vezes, lhe falta coragem, porque, às vezes, ele lhe faz mal. Você pode fazer caretas de alegria, ter a respiração entrecortada de dor, se contorcer de desejo, gemer de frustração... ou gemer de dor, se contorcer de alegria, ter a respiração entrecortada de desejo, fazer caretas de frustração. Ao penetrar seu marido, perde uma parte do conforto sexual: aquela que consiste em não poder machucar ninguém.

> Ao penetrar seu marido, perde uma parte do conforto sexual: aquela que consiste em não poder machucar ninguém.

Uma ilha deserta do casal

Pode se sentir tentada a sair de fininho (ninguém a obriga, hein?), por não ter nada a ganhar com o *chevillage*: afinal, um consolo não é um pênis, ele não coçará seus nervos pessoais. Não é muito *fair play* como atitude, mas os egoístas poderão se consolar com uma cinta peniana de dupla penetração: enquanto penetra seu companheiro, você se penetra também. Dito isso, na primeira vez, eu não recomendaria — você seria distraída. Além disso, o interesse do *chevillage* ultrapassa e muito o prazer físico: ver seu marido em situação de vulnerabilidade (é previsível, ao menos no começo), além do prazer psicológico que isso acarreta, permite descobri-lo sob uma nova luz, permite ter seu gozo entre os seus dedos (enfim... entre as suas coxas) e constatar que quando se tem a possibilidade de fazer mal a alguém que se ama... somos antes levados a querer protegê-lo com todas as nossas forças. A empatia funciona perfeitamente. Poderá até se apaixonar (e ele também).

Enfim, a última razão entre mil para tentar a sorte: o *chevillage* ainda é secreto. Ele oferece, nesse âmbito, não somente uma porta de entrada ao mundo emocional do outro, mas também o luxo de uma prática realmente privada. Uma ilha deserta do casal, ao abrigo do olhar público, insuspeita. Aproveite logo, tenho a impressão de que não vai durar...

Da normalidade sexual em geral, e do papai-mamãe, em particular

Hoje eu planejava lhe falar sobre *fist-fucking*. E antecipava a pergunta habitual: *fist-fucking*, mas, por quê? Com seu subentendido evidente: *fist-fucking*, que ideia esquisita. Só que a esquisitice é uma questão de olhar, e quando nos esquecemos de olhar, passamos ao largo da esquisitice. Nesse contexto, o papai-mamãe de sábado à tarde nos parece tão natural quanto o ar que respiramos... mas unicamente porque o processo de normalização produz um ofuscamento. Em consequência de que, antes de ver o cisco no olho do *fist-fucking* (não me aborreça com a anatomia, está bem?), o evangelho segundo Maïa os convida hoje a considerar o tronco em nossas próprias bizarrices.[1] Começando pela menos contestável das nossas práticas: a penetração vaginal de uma mulher por um homem (em posição papai-mamãe, de preferência).

> Em consequência de que, antes de ver o cisco no olho do *fist-fucking*, o evangelho segundo Maïa os convida hoje a considerar o tronco em nossas próprias bizarrices.

Normal essa penetração? Normal demais? Não tenho tanta certeza. O próprio princípio interpela: o que fazemos quando amamos e desejamos uma pessoa da qual esperamos, em troca, amor e desejo?

---

[1] N.T. Referência ao Evangelho de São Lucas, 6:41.

Colocamos no centro da ação as únicas partes do nosso corpo consideradas abjetas, sujas ou más. Os heterossexuaiss se infligem, diga-se de passagem, uma dupla dose de irracionalidade: se nosso sistema de pensamento for fundado sobre a ideia de que o outro seja fundamentalmente incompreensível, por que considerar como normal fazer que as mulheres e os homens se deitem juntos? E, mesmo assim, persistimos em afirmar que a heterossexualidade constitui o cabeamento razoável. É preciso se decidir...

Passemos aos trabalhos práticos: ah! o papai-mamãe... No tocante à ergonomia, perdoe-me, mas já se fez melhor. Colocar a pessoa mais pesada por cima é como enfiar uma cueca por cima da calça. Quanto à norma que quer que esse papai-mamãe se produza em uma cama, ela apresenta desvantagens igualmente perturbadoras: para início de conversa, sob as cobertas, as criaturas visuais que somos não veem nada e, em segundo lugar, só vamos para a cama quando estamos exaustos. Por isso, apesar do nosso acordo implícito sobre o fato de que a sexualidade cimenta o casal, casamos essa atividade com o momento em que carecemos de energia e atenção. Se seu pedreiro cimentasse dessa maneira, viveria já nas ruínas de seu apartamento.

Uma prática que não funciona

Falemos agora do papai-mamãe bem-sucedido, de acordo com as normas contemporâneas. Para as mulheres, o desafio está em ter um orgasmo lá, onde sabemos que só uma minoria consegue. Vou traduzir: nossa normalidade consiste em utilizar uma prática que não funciona, para obter resultados que não serão obtidos. Confrontados com nossa decepção, em vez de mudar de prática ("Oh, um clítoris"), antes tentamos mudar a anatomia das mulheres ("Poderia fazer a gentileza de enfiar o clítoris no colo do útero? Obrigado"). Eu até que gostaria, mas não é assim tão simples.

Para os homens, o papai-mamãe bem-sucedido repousa sobre uma performance física, cujo placar é a repetição. Em suma, o papai-mamãe consiste em hesitar (dentro? fora?) sobre uma amplitude de cerca de 5 cm pelo maior tempo possível, sob aplausos do público. E agora, a questão que mata o domingo: se o *fist-fucking* consiste em ocupar o maior espaço possível e o papai-mamãe consiste em ocupar o maior tempo possível, qual forma de sabedoria deveríamos utilizar para afirmar que privilegiar o espaço é mais fundamentalmente estranho do que privilegiar o tempo? (Einstein, saia do túmulo).

Venhamos ao argumento-milagre: o papai-mamãe permite fazer bebês. Opa,[2] sinto muito, não se trata de um contra-argumento. Pois, sob o risco de fazer desaparecer os adeptos do "crescei e multiplicai-vos"[3] (não nos esqueçamos do "comei e mexei"[4]), a norma, durante uma relação sexual, é não querer fazer bebês. Se buscamos reproduzir a espécie em 1% das nossas relações sexuais, é um máximo absoluto: na verdade, gastamos uma energia enlouquecida evitando ter filhos. Esses 1% de relações com fins procriativos informam as práticas dos 99% de relações não procriativas (às quais, por isso, se acrescenta contraceptivos... é tudo normal). Tendo como chave uma decisão no mínimo extravagante: para obter o prazer, utilizamos uma técnica reprodutiva que não dá tanto prazer assim. É o mesmo que querer utilizar um hashi como rolo de massa.

> Tendo como chave uma decisão no mínimo extravagante: para obter o prazer, utilizamos uma técnica reprodutiva não dá tanto prazer assim.

Oh!... e já que chafurdamos em nosso reino do sexo perfeitamente lícito: podemos falar de nossa obsessão pelo pudor? Você acha razoável ser intimidado pelos parceiros experientes "demais"? Não deveríamos admirá-los, em vez de constantemente julgá-los — mesmo que sejam mulheres? Além do que, se a castidade de seus parceiros serve para marcar seu território, que diferença há das práticas urófilas? Melhor fazer xixi no(a) seu(ua) noivo(a), seria menos esquisito.

Mas talvez olhe com desconfiança para as práticas *hard*. Ah, uma categorização cômoda! Não somente o papai-mamãe pode ser perfeitamente praticado com brutalidade, mas em termos de validação social, nós o apreciamos tanto mais e melhor quanto mais o seja ("É tão melhor quando machuca um pouco"). Existem felações *hard* (quando se força a pessoa que recebe), cunilínguas que sufocam (chamam-se *face-sitting*), torturas que se utilizam de carícias (um golpe de pluma?), ou o riso (algumas cócegas?). Quanto ao nosso famoso *fist-fucking*, não é preciso dizer, que, salvo intenção sádica ou brutal explícita, seus adeptos o operam com a maior suavidade possível.

---

[2] N.T. Interjeição usada antes de se corrigir um engano, ou quando se comete um engano, mais próxima do francês 'oups'.

[3] N.T. Referência ao Gênesis 1:28.

[4] N.T. Expressão francesa que exorta as pessoas a praticarem exercícios físicos após a refeição, aqui jocosamente parafraseada à semelhança da expressão bíblica.

Preguiça intelectual

Voltemos, portanto, à vaca fria: qualificar sua sexualidade de normal e as outras de bizarras é, literalmente, uma preguiça intelectual. O heterossexual lambda não é menos estranho que os fetichistas, poliamoristas, adeptos de pizzas havaianas. Com um pouco de humildade e autodepreciação, os fanáticos pelo papai-mamãe poderiam mesmo reivindicar a muito popular nomenclatura de *queer* (é o Q do LGBTQ, que significa "estranho, hilário") e de *kink* ("emaranhado, pervertido, anormal").

Recordemos, além disso, duas coisas. A primeira é que as fantasias consideradas como anormais podem ser estatisticamente normais: é o caso do sadomasoquismo ou do sexo grupal. A segunda é que nossa normalidade é de tal modo estreita que ela é literalmente inviável. Saímos dela constantemente, porque não podemos continuar dentro. É impossível. Mesmo os censores de plantão se veem regularmente surpreendidos pelo constrangimento (para dizer o mínimo).

No Google, a pergunta "Eu sou normal?" registra mais de dois milhões de resultados. Permita-me sintetizá-los: a bizarrice é a forma mais compartilhada de normalidade. Quando se anda dentro na linha, anda-se, antes de tudo, fora do bom senso.

> As fantasias consideradas como anormais podem ser estatisticamente normais: é o caso do sadomasoquismo ou do sexo grupal.

Os homens também fingem ... Talvez até mais que as mulheres

Dois terços das mulheres já simularam o orgasmo: a priori, nada de novo sob o sol (enfim, sob o edredom...). Mas isso seria esquecer outro número, menos conhecido, mais surpreendente: um quarto dos homens fingem pelo menos uma vez na vida (27% precisamente).[1] E eles já foram 25% em 2009.[2] Mas, espere, pois o diabo está nos detalhes: em janeiro de 2019, havia 42% de machos fingidores.[3] A metade dos homossexuais estariam implicados, um terço dos bissexuais e um quarto dos heterossexuais (esta divisão não existe entre as mulheres: as lésbicas fingem menos que as heterossexuais).

Claro, a frequência desses segredinhos continua a ser fraca: 1,7% somente dos homens fingem regularmente, contra 11% das mulheres. Lógico, quando se sabe que 90% dos homens têm um orgasmo todas as vezes ou quase, contra a metade das mulheres (aquelas que têm sempre orgasmos são menos de 10%).

---

[1] Enquete Zava 2019, realizada na Europa e nos Estados Unidos (www.zavamed.com/fr/orgasme-pourquoi-simuler.html).
[2] Charlene L. Muehlenhard e Sheena K Hippee, "Men's and Women's Reports of Pretending Orgasm" ("Depoimentos de Homens Mulheres que Fingem o Orgasmo"), *Journal of Sex Research*, vol. 46, nº 6, novembro-dezembro de 2010, p. 552-567.
[3] "#tasjoui?: enquête sur le 'Gap orgasm' entre hommes et femmes" ("#vocêgozou?: enquete sobre a disparidade entre os orgasmos feminino e masculino"), estudo Ifop/Online Séduction (Sedução Virtual), janeiro de 2019 (www.ifop.com/wp-content/uploads/2019/02/116042-Analyse_Ifop-201902.12.pdf)

Banais, esses pequenos ajustes da realidade? Nem tanto. Pois essas simulações masculinas, quando são descobertas, são extremamente dramatizadas: terminam em briga em 1% dos casos, e em separação em 15% dos casos. Entre as mulheres, o fingimento tem consequências muito mais benignas. Elas têm, a propósito, menos vergonha em fingir do que os homens.

Falsos semblantes, problemas verdadeiros: 57% dos homens já têm dificuldade em atingir o orgasmo.[4] Um fenômeno normal, percebido como uma insuficiência em nossa cultura de performance sexual. Pois o verdadeiro macho, como todo mundo sabe (ahã...), fica duro como um cavalo, copula como um coelho e goza como um robô. Difícil não entender as razões que impulsionam certos indivíduos a livrar a cara!

E, afinal, por que não? Pessoalmente, sou da opinião de que os homens deveriam fingir com mais frequência. Ou, antes, que deveriam fingir mais amplamente. Pois, se há um aspecto frustrante na sexualidade masculina ao molho tradicional é sua formidável falta de expressividade (sem generalizar evidentemente, #notallmen).[5] A síndrome do pepino marinho responde assim à síndrome da estrela do mar (assim são designadas as mulheres inertes durante o amor).

> **Pois o verdadeiro macho, como todo mundo sabe, fica duro como um cavalo, copula como um coelho e goza como um robô.**

Dois pesos, duas medidas

Tocamos aí em um fenômeno de dois pesos e duas medidas desagradável: uma mulher pouco expressiva será tratada como frígida ou mal comida. Mas um homem que conserva uma máscara mortuária durante o ato não será jamais tratado como mau fodedor ou péssimo fornicador, ou mesmo como um amante aborrecido. Os homens são — apenas eles — dispensados da obrigação de expressar seu prazer.

Quaisquer que sejam os pretextos que a justifiquem, essa autocensura é aprendida. Ela corresponde à expectativa social concernente à masculinidade tradicional: quando se tem sentimentos, cerram-se os dentes. O sentimento é percebido como feminino, logo pouco glorioso, senão humilhante: diz-se, por exemplo, que os sentimentos "escorrem" (como o sexo, essas coisas são um pouco sujas).

---

[4] *Ibid.*
[5] N.T. Nem todos os homens.

A isso se junta uma questão de vulnerabilidade: mostrar seu prazer é aceitar ter sido tocado. É lembrar-se de que não se é um espírito puro flutuando acima do edredom (ainda que isso fosse divertido). Pior ainda, expressar-se implica que se está recebendo prazer, ora, a posição masculina consiste em dar, certamente, não em receber — como se a relação sexual fosse uma experiência masculina puramente sacrificial (se assim fosse, já o teríamos descoberto), e como se fosse necessário manter papéis unilaterais (um remetente, um destinatário, portanto, partilha zero).

> Nossas expressões faciais durante o orgasmo são culturalmente variáveis. Os ocidentais abrem a boca em O, já os asiáticos sorriem e franzem os olhos.

Da mesma forma que alguns homens fingem, alguns pepinos marinhos seriam bem inspirados se repensassem suas modalidades de participação durante o ato sexual. Nada de estranho aí, porque toda expressão sexual impõe algum fingimento. Por exemplo, nossas expressões faciais durante o orgasmo são culturalmente variáveis. Os ocidentais abrem a boca em O, já os asiáticos sorriem e franzem os olhos.[6]

Todo orgasmo é simulado

No reino das falsificações, todo orgasmo é simulado. Seja inteira ou parcialmente. Nessas condições, por que não simular um pouco mais de motivação durante o resto do ato sexual?

Claro, essa forma de desvelamento exige confiança ("Eu sou legítima para expressar meu prazer") e competência ("Eu vou me expressar de tal e tal maneira"), as quais têm culturalmente a tendência de faltar nos homens. As mulheres se beneficiam de um repertório rico e constantemente atualizado de expressões: de Hollywood aos filmes pornográficos[7] passando pela publicidade ou a fotografia, o rosto feminino extático banha nosso cotidiano. Os homens mostram menos. No pornô, seu rosto nem sempre aparece. Por isso, os modelos masculinos extáticos continuam parcialmente na imaginação (na sua, caro leitor).

---

[6] Ver Chaona Chen *et al.*, "Distinct facial expressions represent pain and pleasure across cultures" ("Expressões faciais distintas representam dor e prazer através das culturas"), *PNAS*, vol. 115, nº 43, outubro de 2018, E10013-E10021 (www.pnas.org/contents/pnas/115/43/E10013.full.pdf).
[7] N.T. No original, indicado pela letra X que se refere à pornografia.

Mas, talvez, não tenha vontade ou coragem de se lançar em um deslumbrante baile de máscaras.[8] Eu lhe asseguro: não tem a obrigação de fingir gemidos de carneirinho, ou de revirar os olhos... Use apenas a linguagem facial, corporal e, claro, a linguagem propriamente dita. Pode expressar seu bem-estar ou gratidão verbalmente durante o ato sexual, porém também depois.

O jogo (de ator) vale a vela!⁹ Em primeiro lugar, porque expressar seu prazer durante uma atividade prazerosa demonstra um mínimo de *educação* (seus parceiros fazem um esforço e possuem competências sexuais, ele(a)s merecem seu elogio entusiasmado). Em seguida, porque, quando o parceiro comunica, de forma livre e confiante, seus sentimentos e pensamentos íntimos, é extremamente motivador. Enfim, porque demonstrar seu prazer é uma forma de *feedback*: ao expressar seu (res)sentimento em nuances, com gradações, transmitimos um saber — o que funciona, o que trava, o que causa o orgasmo, etc. Em suma, comunica-se.

> Trata-se essencialmente de trocar uma performance por outra: seja a máscara de prazer, seja a máscara da masculinidade velha-guarda.

Claro, se fingir, o sexo para de incarnar o Lugar de Autenticidade Absoluta (em maiúsculas). Essa tensão entre o real biológico e a expressão social pode ofender: entretanto, ela define nossa condição humana. E, sobretudo, atenção: não é porque se é cultural que não se é autêntico. O prazer obtido continua sendo perfeitamente real. Além disso, mesmo que tudo tenha sido falso do começo ao fim, a simulação constitui uma autêntica prova de seu vínculo com o parceiro (não buscamos impressionar alguém a quem não damos a mínima).

Trata-se, essencialmente, de trocar uma performance por outra: seja a máscara de prazer ("gosto disso, assim, quero mais"), seja a máscara da masculinidade velha-guarda ("não sinto nada, sou uma estátua de cera"). A primeira permite compartilhar o momento, a segunda o isola. Agora, vai ter ou não um gemidinho de carneiro?

---

[8] N.T. Baile de máscaras ou Mascarada: divertimento de origem italiana, constituído de cenas ou números alegóricos, mitológicos ou satíricos, que incluía música polifônica e dança e era representado por personagens mascarados.
[9] N.T. Antigamente, quando se jogava à noite, jogava-se à luz de velas. Portanto, o jogo só valia a pena se os ganhos esperados fossem superiores ao valor de uma vela.

Partilhada, guiada, transcendida: a masturbação é mais que um simples prazer solitário

A priori, quando se pensa em masturbação, não é exatamente a aventura que nos vem à mente. Sem entrar em detalhes logísticos (você é mais macarrão morno, banana orgânica, escova de dentes ou vibrador high-tech?), a maioria prefere considerar essa atividade como segunda opção: mecânica, higiênica, uma obrigação da qual nos livramos no melhor dos casos com relativa indiferença e com muita culpa, no pior dos casos. Nossa eficácia se mede em termos de rapidez, não em termos de intensidade (imagine se fizéssemos o mesmo nas relações a dois).

Entretanto, nenhum código penal proíbe a utilização da masturbação nas relações de casais. Quer se afronte os desafios de uma relação de longa distância, ou as consequências de uma doença, quer se experimente um pós-natal, ou uma queda da libido, ou, mais positivamente, quer se deseje estender seu repertório sexual ou sua intimidade com o outro, a masturbação pode constituir uma opção satisfatória. E não somente como segunda opção, mas como prática integral, com seu vocabulário, seus espaços de liberdade e seus limites — uma outra maneira de dar uma força, sem a utilização sistemática dos órgãos genitais. (No mais, por mais romântica que seja a ideia de ter

> **Mecânica, higiênica, uma obrigação da qual nos livramos, no melhor dos casos, com relativa indiferença e com muita culpa, no pior dos casos.**

acesso ilimitado ao corpo amado, possuímos todas e todos espaços de restrição: é tão razoável negar a penetração vaginal quanto é recusar a sodomia ou o sexo oral. Exatamente da mesma maneira que se recusa a dor, os sustos de quatro no quarto de visitas reservado aos sogros. Ninguém dá tudo o tempo todo.)

Partilhar a masturbação, então, significa transgredir o tabu de um onanismo secreto e, na sequência, posto que o sexo é político, legitimar a prática. Se não é mais obsceno, se torna-se visível, podemos enfim relaxar. E aproveitar. Essas masturbações partilhadas em presença do parceiro, que pode fazer o papel de *voyeur* ("estou lá, observo, valido"), de fornecedor de encorajamento ("eu te escuto, eu te falo, eu comento"), ou de participante secundário ("eu te acaricio ao mesmo tempo, eu te beijo, estimulo"). Pode-se tocar ou cerrar os testículos, ocupar-se da lubrificação, brincar com a próstata, coçar o clítoris, penetrar digitalmente a vagina ou o ânus, utilizar *sextoys*, beliscar os seios, lamber os cotovelos, lixar as unhas... conforme as preferências.

Masturbações guiadas

Vêm, em seguida, as masturbações guiadas: nessa configuração, o parceiro "casto" (é preciso falar rápido para não pensar o contrário) controla as ações do masturbador. Esse guia pode se operar elaborando-se um cenário, como uma encenação (*role-play*), ou simplesmente falando; a poucos centímetros um do outro, ou por comunicação transatlântica. O guia exerce seu controle sobre o contexto ("faça na cozinha"), sobre o público ("abra as cortinas para que os vizinhos possam te ver"), sobre os atos em si ("mais rápido, menos rápido, aperte forte, com a mão esquerda, dançando Macarena"), sobre os acessórios ("enrole esse carregador em volta do seu mastro viril"), ou sobre os pensamentos ("imagine que estou aí nesse quarto").

O parceiro que está no controle pode ajudar ou se contentar com as instruções. É muito intrusivo? A masturbação guiada faz lembrar, com efeito, o universo da dominação (o mestre ou a mestra ordena se masturbar a tal ou tal hora, usar um *sextoy* durante o dia, segurar um orgasmo, ou, ao contrário, provocá-lo, ele ou ela pode igualmente impor o uso de um cinto de castidade para jogar com a frustração de um alívio incessantemente negado). É certo que os jogos fazem parte do básico. Porém, nada obriga a considerar a masturbação guiada sob esse ângulo e não sob a perspectiva de uma vontade de comunhão. Cada cabeça, uma sentença.

É preciso dispor de um parceiro para gozar de masturbações guiadas? Certamente que não. Pode quebrar seu porquinho e discar números sobretaxados, como nos bons e velhos tempos, ou virar-se para a pornografia, que reagrupa esse tipo de vídeos sob a palavra-chave "JOI" (para *jerk off instructions*, literalmente, "instruções para se masturbar", *pardon my French*).[1] Não poderíamos, contudo, deixar de recomendar as opções em áudio, gratuitas, um tanto mais sutis. É notadamente a vocação de Voxxx, que propõe masturbações guiadas para mulheres — cobrindo um largo campo de fantasias, de técnicas e de intensidades. Para escutar a dois, vire-se para a revista *Qud*, cujo episódio "Dre@m-X" propõe uma masturbação guiada para homens e mulheres. (Diga-se de passagem, se pretende utilizar sua hora de almoço para se perder nos podcasts eróticos, a oferta francesa já é rica de CtrlX, le Verrou, Digital Love, le Cabinet de Curiosités, les Lectures Érotiques de Charlie, l'Aubergine, aos quais se ajunta uma oferta anglófona pletórica, notadamente em Literotica).

Masturbações aumentadas

Nessa infinita galáxia de masturbações aumentadas, não nos esqueçamos das masturbações meditativas, ou de atenção plena, a hipnose erótica, os exercícios de respiração tântrica, ou simplesmente a meditação orgásmica, que permite aos casais (e aos não casais) "trabalhar" sua conexão (*via* clítoris, é preciso começar por algum lugar). Tudo isso está perfeitamente de acordo com seus cristais vaginais e outros sortilégios orgásmicos (aproveitemos para recomendar a leitura de um ensaio de Mona Chollet, *Sorcières. La puissance invaincue des femmes*.[2]

Enfim, se não tiver em mãos, nem parceiro, nem mestre dominador, nem guru, mas tem, mesmo assim, necessidade de público, a internet conti-

> Se não tiver em mãos, nem parceiro, nem mestre dominador, nem guru, mas tem, mesmo assim, necessidade de público, a internet continua sendo um lugar formidável.

---

[1] N.T. Em inglês, a expressão *pardon my French* é utilizada para se desculpar quando se vai dizer algo obsceno ou vulgar, sob a desculpa esfarrapada e jocosa de que se esteja, na verdade, falando francês. O trocadilho se faz quando a autora traduz, literalmente, a expressão inglesa para o francês, revelando sua obscenidade.
[2] Mona Chollet, *Sorcières. La puissance invaincue des femmes* (Bruxas: a força invicta das mulheres). Éditions Zones, 2018.

nua sendo um lugar formidável para partilhar suas masturbações, notadamente graças às webcams (será preciso apresentar o pioneiro Chatroullete, o jardim das maravilhas dos exibicionistas? Não estou certa de que cruzará com fêmeas em massa, mas os camaradas de jogo masculinos estão lá, em legiões). Em todo caso, é melhor do que se exibir na rua ou por mensagens — práticas arriscadas para sua reputação e ficha criminal.

> Boa nova para hoje: numa época de triunfo para a misantropia, o prazer solitário nunca foi tão mal nomeado.

Qualquer que seja a opção que decida escolher, aqui vai pelo menos uma boa nova para hoje: numa época de triunfo para a misantropia, o prazer solitário nunca foi tão mal nomeado.

Masturbação

Você conhece a música: masturbação "todo mundo faz". O refrão é quase exato: os homens e as mulheres colocam maciçamente a mão na massa (95% dos homens e 74% das mulheres com 18 anos ou mais)... assim como a maior parte dos mamíferos e todos os primatas. A natureza sabe o que faz! A cultura, ela, sim, mete os pés pela mãos.

As origens etimológicas da masturbação remontam, nada menos, à "manustrupation" de Montaigne (formado sobre o latim *manus strupatio*, literalmente "sujar as mãos"), ou ao grego *mastropeuien* ("prostituir-se"). Esses julgamentos atravessam nossas interdições religiosas, revelam-se na expressão de "poluções" noturnas, influenciam o conceito contemporâneo de degradação e penetram até a fantasia de salirofilia (que, como o nome indica, consiste em 'sujar' seus parceiros).[3] Mas o que torna isso complicado é que a masturbação ocupa igualmente uma função de purga. Não é praticada por higiene? Não é praticada para polir seu membro, para encerá-lo? Os prazeres solitários participam assim de dois movimentos inversos: uma poluição e uma limpeza. *Idem* para o onanismo, cuja prática implica, segundo Voltaire, um "abuso de si"... enquanto que hoje, a masturbação é naturalmente considerada um cuidado consigo mesmo.

A mesma ambivalência se encontra em nosso jargão: bater significa "fazer mexer, agitar"... o que não impede que os 'batedores' encarnem o contrário da agitação. É o caos total: a masturbação nos sacode.[4] Quer dizer que ela nos faz, segundo o Littré,[5] "vacilar" — ela nos coloca em desordem. Para continuar neutro, pode-se sempre voltar ao termo muito médico de autossexualidade. Mas, celebrar o aniversário de Maio de 68[6] sem aceitar que nossos desejos causem a desordem seria uma pena, não?

---

[3] N.T. Do latim, *saliro*, fluidos salgados, e *filia*, atração por, daí fetiche pela saliva e pelo suor (fluidos orgânicos contendo sal). Em francês, *salir* se traduz por 'sujar'.
[4] N.T. No original, "la branlette nos ébranle".
[5] N.T. Conhecido dicionário da língua francesa.
[6] N.T. Refere-se à noite das barricadas de 1968, importante evento político ocorrido em Paris no referido mês, reunindo milhares de manifestantes.

"Sou sempre eu que tomo a iniciativa da relação sexual"

Ah! Como seria cômodo se nossa sexualidade se assemelhasse à dos filmes pornográficos ou de grande público! Bastaria que nos beijássemos para acabar na cama, o *Kama Sutra* se seguiria logicamente a uma troca de olhares, sem transição alguma, sem tempo morto, sem perder tempo escovando os dentes, muito menos ajustando o despertador — no mundo do sexo ideal, a manhã seguinte não existe, nem o mau hálito. Infelizmente, na vida real, nossa sede de fluidos esbarra em mil contrariedades. Por exemplo, alguém tem que tomar a iniciativa. Porque a sincronicidade dos desejos demanda um alinhamento dos planetas: isso pode até acontecer, mas não todos os dias.

No tocante aos heterossexuais, são, de forma esmagadora, os homens que tomam a iniciativa. As razões para isso são muitas e dependem de cada casal, de cada educação sexual: quer se fale de assimetria de libidos (o homem sente desejo com maior frequência), ou de peso cultural (a mulher imagina que fazer propostas não convém a uma dama), de abismo de orgasmos (os homens gozam mais frequentemente, o custo/benefício está a seu favor), ou ainda de arquétipos da virilidade (um homem fica ereto e é preciso assegurar o débito conjugal).

Por que isso não funciona?

Porque repetimos, a todo momento, que a sexualidade é um lugar de igualdade perfeita, como se a posição horizontal garantisse a horizontalidade das relações de poder (seria cômodo, tenho que concordar). Mas, se o homem é o único instigador das relações, como ele poderia se sentir desejado? A transição feminista obriga, as mulheres têm o cu entre duas cadeiras: comentam sobre as nádegas do último playboy do cinema, ao mesmo tempo em que se esquecem de comentar sobre as nádegas do namorado. Dizem que os homens são formidáveis, mas que as mulheres são "naturalmente" mais belas. Reclamam seu direito ao desejo, sem o afirmar debaixo do próprio teto. Vangloriam-se de um ideal de reciprocidade, ao mesmo tempo em que deixam o ônus emocional do desejo a cargo do outro — sabendo que pedir uma ou mil vezes é a diferença entre propor e insistir, entre elogiar e assediar.

> Confundimos pedir com mendigar, nos cobrimos com nosso orgulho, mas é humano ter necessidades.

Nesses tempos de autonomia individual glorificada, estar "em demanda" é confundido com uma posição de inferioridade. O que é contestável. Confundimos pedir com mendigar, nos cobrimos com nosso orgulho, mas é humano ter necessidades. Afetivas e sexuais. Se formamos um casal, é também, um pouco, porque pedimos que o outro esteja lá (na nossa cama).

Pedir é assumir o risco de que o outro nos recuse cinquenta vezes em seguida. É aceitar o risco de se sentir rejeitado e de que isso nos faça mal. Ai!

As armadilhas da via de mão única

O hábito não está sempre a nosso favor, sobretudo, quando um dos parceiros assumiu o papel de ser aquele ou aquela que pede. Se for seu caso, pode ser interessante segurar suas ansiedades por um momento (faça yôga, ou um *clafoutis*). E se não der em nada? Faça frontalmente a pergunta: "Por que nunca me pede para fazer amor com você?" Mais vale falar de uma vez por todas do que se fazer de avestruz, pois essas situações raramente se desbloqueiam por um passe de mágica: o desejo conjugal não é um dever, mas a boa vontade frente às suas necessidades (aí compreendidas suas necessidades de validação sexual) faz parte das coisas que pode esperar legitimamente.

Ainda que seja evidente o sexo o que nos interessa aqui, tente não "comprar" o desejo via uma transação de serviços (por exemplo, uma tarde romântica = um papai-mamãe; um buquê de flores = um boquete...). Seus parceiros poderão se sentir manipulados (no melhor dos casos) ou prostituídos (no pior deles).

Evite igualmente transformar todas as interações físicas em tomadas de iniciativa sexual: você pode até só pensar naquilo, mas, manifestamente, seu parceiro está pensando na declaração de Imposto de Renda. Se o menor beijo se transforma em preliminar, você reduz seu marido ou sua amante (ou seus poliamores) a um receptáculo sexual. Ora, até a pior frustração sexual não é desculpa para colocar sob pressão uma pessoa que já tem estresse e fadiga suficientes... e seus impostos. Indo mais além, lembro-lhe gentilmente da existência da masturbação.

> Evite transformar todas as interações físicas em tomadas de iniciativa sexual: você pode até só pensar naquilo, mas, manifestamente, seu parceiro está pensando na declaração de Imposto de Renda.

Ideias a se propor

Quanto à formulação, a pergunta semanal que vale três milhões é a seguinte: você tem necessidade de sexo ou de intimidade? Os dois, no mais das vezes... está bem, está bem. Mas, não quer dizer a mesma coisa quando diz: "Tenho desejo sexual" e quando diz "Tenho desejo por você". Do mesmo modo que não toma a mesma iniciativa sexual quando acaricia as nádegas ou quando faz um carinho. Não é questão de dizer que uma ou outra opção seja melhor. Mas, posto que elas podem coexistir, seria menos repetitivo tomar a iniciativa sob diferentes ângulos: querer gozar, tudo bem. Mas, e acariciar? Provar? Ouvir? Se for propor, proponha generosamente. Você pode pedir ao outro, tão simplesmente, para dormir nu/nua.

Não conte unicamente com uma proposição formal, por escrito, num cartão. A questão do desejo não se limita a uma demanda pontual, é preciso ainda incitar o desejo, inscrever-se em seu longo tempo: antecipar por mensagens de texto, planejar se a agenda estiver apertada. Além disso, se seu parceiro nunca toma a iniciativa, talvez seja também porque você transmite sinais semi-entusiasmantes — ou, no mínimo, sinais de 'estou pou-

> Seria menos repetitivo tomar a iniciativa sob diferentes ângulos: querer gozar, tudo bem. Mas, e acariciar? Provar? Ouvir? Se for propor, proponha generosamente.

co me fodendo'. Você não pode se queixar de uma ausência de desejo que se recusa a suscitar, principalmente quando se descuida. O desejo se inscreve nas palavras, nas sensações, nos corpos: se não se troca nenhuma cumplicidade, se não se opera nenhuma sedução, sobre o que se apoiará esse súbito desejo de sexo? Você vai passar todo o domingo dando essa de joão-sem-braço? (Estou te olhando do alto desta antologia, cuidado...)

A variação é rainha

Não negligencie os aspectos práticos da iniciativa: é mais fácil pedir a alguém que tire a roupa quando está quente, ou quando o programa o torna conveniente a priori. Se sabe que seu amante ou companheiro gosta de massagens, ou de sexo oral, ou de Sauvignon Blanc, toque os clássicos. Mas sem sistemática — a angústia da rotina constrange. Proponha regularmente o que prefere, assim como as ideias que nunca experimentou. A variação é rainha!

A questão da satisfação se coloca, necessariamente: talvez a iniciação seja unilateral... porque o prazer também o é? Em cujo caso é complicado, mas tudo começa com uma simples pergunta: "O que eu poderia fazer melhor?".

Enfim, se você sempre toma a iniciativa sexual, considere-a como aquilo que ela é: uma preliminar. Que demanda sutileza, tato e tanta criatividade quanto as outras práticas sexuais. Uma maneira como outra qualquer de se ver o copo meio cheio... enquanto se espera por dias mais faustosos. E menos castos.

Matar cachorro a grito: nossos gemidos sexuais são um fato cultural

Até que ponto a sexualidade depende do instinto? Somente em seus entornos, como as ciências duras ou moles[1] nos mostram regularmente: qualquer que seja a forma que tome nossa educação sexual, sem a transmissão de certo *savoir-faire*, estaríamos perdidos. A relação sexual requer a colaboração de duas pessoas, alguns conhecimentos básicos: quantos preservativos colocou do avesso antes de rasgar?

Justamente porque somos conscientes do caráter adquirido das nossas sexualidades (você está, a propósito, agora mesmo adquirindo informação sexual), gostaríamos que existissem espaços sem artifícios. Porque desconfiamos da linguagem oral, gostaríamos de acreditar incondicionalmente na linguagem corporal.

Mas, e as expirações, os soluços de surpresa? Os gritos e gemidos, manifestações sonoras brutas — mais próximas do animal do que do humano, e que parecem mais reais que a própria realidade? A editora La Musardine está para lançar um desses dias *Le Dire et le Jouir. Ce qu'on se dit au lit* (*O dizer e o gozar. O que se diz na cama*), de François Perea,[2] que ouviu o sexo — graças a registros sonoros de casais fazendo amor, filmes pornográficos e escritos literários.

---

[1] N.T. Ciências *hard* e *soft*.
[2] Mestre de conferências em ciências da linguagem na Universidade Montpellier-III.

Se pode parecer surpreendente fundamentar suas conclusões sobre fontes tanto reais quanto ficcionais, o procedimento permite explorar o que é comum ou diferente nos dois universos, e como uns influenciam os outros. Sabendo que, no final das contas, quer nos inspiremos no pornográfico ou em nossos pais, todas e todos somos *performers*.

O pornô como modelo inverso

Primeira observação: a sexualidade sendo privada, não deve nem ser dita, nem ouvida. Entretanto, como demonstram as inumeráveis piadas colocando em cena nossos vizinhos sopranos, a lei do silêncio perdeu a força. Tornar a sexualidade pública, ao menos subentendê-la, constitui uma forma de se autopromover... ou de promover um objeto (em particular, perto do Dia dos Namorados, quando qualquer micro-ondas, sapato ou berinjela gratinada vira *sexy*).

> O crique-craque da cama pertence ao mesmo registro que a foto do Instagram pós-sexo ou o comentário satisfeito no Facebook.

O indivíduo quer que o som transborde: não somente dar conhecimento de que ele se deita, como prova de boa integração social, mas também para que saibam que ele é desejável e performático — senão, onde encontraria seus parceiros sexuais e como os tornaria tão barulhentos? O crique-craque da cama pertence ao mesmo registro que a foto do Instagram pós-sexo, ou o comentário satisfeito no Facebook: uma boa sexualidade faz parte da nossa imagem de marca. Em breve, do nosso currículo?

Paradoxo contemporâneo: essa narcisização do ruído sexual pode se revelar contraprodutiva. A arte do erotismo não repousa sobre o não dito? Fazer menos em vez de mais não é o último baluarte contra as acusações de simulação? Como nota François Perea, o ato sexual desconstrói a palavra, ao menos na situação real. A pornografia tradicional coloca o som em todo lugar, certamente, mas os registros de casais amadores contêm longos períodos de silêncio. Quando se zomba da atuação demasiado performática dos atores *hardcore*, não se está enganado: o real é silencioso dois terços do tempo, mas a pornografia, somente um terço.

Esse silêncio não é uma falta. Ele sublinha, ao contrário, a emoção. Face à carne tão desejada, perdemos nosso latim, nosso espanhol nível 1 e nos-

Nossas práticas

so francês, certamente, mas também a voz. Nossa boca costurada não demonstra nem pudor, nem obrigação social, ela não traduz o risco de ser rejeitado: ela é involuntária, as palavras nos escapam. O que não impede a pornografia de propor um modelo inverso, em que é pelo exagero que se interpela o espectador. E é lógico.

> Face à carne tão desejada, perdemos nosso latim, nosso espanhol nível 1 e nosso francês, certamente, mas também a voz.

Palavras proibidas

Como vasos comunicantes,[3] quanto mais uma prática for tabu, mais será interessante verbalizá-la. Quanto menos um sentimento for dizível, mais ele é d(escr)ito: uma tentativa finalmente muito literária — e que nos traz delícias a cada ano, quando a prestigiosa *Literary Review* de Londres distribui o prêmio de pior cena de sexo.[4]

Ainda segundo François Perea, a saída do silêncio não conduz diretamente ao verbal, mas ao vocal: segundo os vídeos, de 70% a 100% do tempo não silencioso é consagrado às respirações ofegantes, aos suspiros, aos gemidos e aos gritos. O que poderia ser confundido com uma expressão bruta de emoção constitui um "efeito especial" dos mais manipuláveis: assim os vídeos profissionais são muito mais vocais do que os vídeos amadores. É mais fácil pedir a um ator *hard* para 'dizer' o orgasmo do que expressá-lo fisicamente!

O verbal puro serve, em contrapartida, para dirigir, descrever e comentar a ação: "Venha até este sofá Ikea Enklüm de 129 euros, fora os impostos, afaste as rótulas, você está bonita sob seu avental, é satisfatório, ah, Jean-Patrick, continue, então, esse delicioso movimento de pião". Se me atenho a uma versão muito abreviada é porque as obscenidades ocupam de 2% a 18% do espaço verbal — elas estão, na maioria, presentes nas cenas heterossexuais, onde o homem insulta, enquanto a mulher blasfema como um salsicheiro.

Em ambos os casos, o recurso às palavras proibidas serve para mostrar o deslocamento das relações sociais habituais e policiadas: estamos na selvageria, que só é possibilitada por uma descontração total — e que faz paradoxal-

---

[3] N.T. Vasos comunicantes é o nome dado a um conjunto de recipientes que contêm um fluido homogêneo: quando se acomoda o líquido, ele se equilibra à mesma profundidade em todos os recipientes independentemente de sua forma ou volume.
[4] Não hesite em procurar os excertos na internet, é muito divertido.

mente do insulto uma marca de intimidade (se essa explicação não o satisfaz, somos dois).

Quanto mais se fala, menos se faz

Para além do conteúdo, como se articula o *script* sexual? Mais ou menos como em casa: um crescendo desde o silêncio até o murmúrio, uma aceleração em direção ao ato com uma eventual passagem pelo verbal para dar instruções (ou para comentar sobre a qualidade desse esforço sexual), um retorno ao puro vocal logo antes do orgasmo, o silêncio depois da tempestade e, enfim, o retorno a uma enunciação verbal normal. Ao nível do tempo de fala, as mulheres se expressam de duas a oito vezes mais do que os homens, e quanto mais o vídeo for profissional, elas são as mais ouvidas (ou seja, exatamente o inverso dos debates políticos), o que significa, que, se, efetivamente, o silêncio marca a autenticidade da emoção, então, as mulheres estão extremamente entediadas na cama (beijinho).

> Se, efetivamente, o silêncio marca a autenticidade da emoção, então, as mulheres estão extremamente entediadas na cama (beijinho).

Encontra-se a mesma lógica nos vídeos homossexuais: a pessoa que recebe a atenção sexual é aquela que fala, porque a outra está ocupada demais com a ação.

O que nos faz cair de quatro no ditado popular bem conhecido — quanto mais se fala, menos se faz. Deve-se por isso esperar um retorno ao silêncio, como sinal de rigor e elegância? Você pode sempre sugerir essa ideia aos seus vizinhos.

Fazer gozar uma mulher: uma ciência quase exata

A pedra filosofal contemporânea tem um nome: orgasmo feminino. Ela não transforma o metal em ouro, mas a frígida em fusão. Ora, se acreditamos no discurso em vigor, essa alquimia demanda vários doutorados... ou listas de quarenta pontos. Contrariamente aos homens, que pertenceriam à racionalidade clara do movimento em pistão, as mulheres disporiam de um mecanismo aleatório fundado sobre as emissões de carbono da Nacional 7 entre Évry e Corbeil-Esonnes — em suma, a perfeita desculpa para sequer tentar as estratégias mais simples. Aquelas que repousam sobre a anatomia.

Assim, uma vez atendidas as necessidades imediatas (sem excesso de fadiga, de fome, de estresse), a primeira evidência é que as mulheres são, na maioria, clitorianas — com 8.000 terminações nervosas concentradas em sua glande, o contrário seria surpreendente (como critério de comparação, a glande do pênis não tem mais do que 4.000 terminações nervosas).

A estrutura e as origens desses órgãos são as mesmas: tentar fazer uma mulher gozar sem seu clítoris é o mesmo que fazer um homem gozar sem

> Tentar fazer uma mulher gozar sem seu clítoris é o mesmo que fazer um homem gozar sem seu pênis. É possível, mas é o mesmo que fixar um prego usando um martelo de espuma.

seu pênis. É possível, mas é o mesmo que fixar um prego usando um martelo de espuma. (Por sorte, as ramificações do clítoris são suficientemente profundas para "difundir" a sensibilidade vaginal.)

Entre homens e mulheres, um "abismo de orgasmos"

A literatura científica sobre a questão é agora bem estabelecida: cerca de 20% a 30% das mulheres chegam ao orgasmo por uma estimulação unicamente vaginal. Para as demais, dito de outro modo para três quartos das mulheres, a ativação externa do clítoris é necessária ao orgasmo.

Alguns dirão: "A ciência se repete, conhecemos essas estatísticas de cor e salteado, somos amantes formidáveis com dedos de fada". Nesse caso, adoraria que me explicassem por que, em um ano sexual típico, 78% das mulheres de 20 a 50 anos recebem uma penetração vaginal, 63% uma cunilíngua... e somente 40% uma masturbação.[1]

No momento em que escrevo estas linhas, insistimos em fixar pregos com martelos de espuma — e a nos perguntar por que a libido feminina se apaga com o tempo. Simples intuição fundada sobre minha irracionalidade hormonal de fêmea: talvez porque nós, mulheres, não somos idiotas a ponto de repetir indefinidamente técnicas que, uma vez passada a paixão inicial, nos entediam?

Dois terços das mulheres heterossexuais e bissexuais têm "habitualmente ou sempre" um orgasmo durante suas relações sexuais (contra 95% dos homens).[2] Esse "abismo de orgasmos" é ainda mais marcado entre os "ultraorgásmicos": três quartos dos homens sobem ao sétimo céu *todas as vezes*... mas somente um terço das mulheres.

---

[1] Debby Herbenick, Michael Reece, Vanessa Shick, Stephanie A, Sanders, Brian Dodge e J. Denis Fortenberry, "Sexual Behavior in the United States: Results from a National Probability Sample of Men and Women Ages 14-94" ("Comportamento Sexual nos Estados Unidos: Resultados de uma Amostra Probabilística Nacional de Homens e Mulheres com idades de 14 a 94 anos"), *Journal of Sexual Medicine*, vol. 7, supl. 5, outubro de 2010, p. 255-265.
[2] David A. Frederick, H. Kate St. John, Justim R. Garcia e Elisabeth Anne Lloyd, "Differences in Orgasm Frequency Among Gay, Lesbian, Bisexual and Heterosexual Men and Women in a U.S. National Sample" ("Diferenças na Frequências de Orgasmos entre Gays, Lésbicas, Bissexuais e Heterossexuais Homens e Mulheres em uma Amostra Nacional dos Estados Unidos"), *Archives of Sexual Behavior*, vol. 47, nº 1, janeiro de 2018, p. 237-288.

Lógico, porque, por exemplo, ao nível das estatísticas puramente nacionais, 49% das francesas têm, às vezes, dificuldade em atingir o orgasmo[3] — o que faz com que um terço delas finjam regularmente.

As lésbicas estão mais próximas dos scores masculinos

As coisas ficam mais interessantes quando observamos que o diferencial não é somente marcado entre homens e mulheres (em cujo caso poderíamos concluir de maneira deprimente que os homens têm um potencial de prazer maior do que a mulher, ou que a evolução tem mais necessidade do orgasmo masculino do que do orgasmo feminino): o "abismo dos orgasmos" é igualmente muito marcado entre homossexuais e heterossexuais. As lésbicas, com efeito, gozam "habitualmente ou sempre" em 86% do tempo... o que se aproxima dos scores masculinos.

Ora, sem querer desenhar, qual a maior diferença entre uma sexualidade heterossexual e homossexual, para uma mulher? A presença ou a ausência de pênis. As más línguas poderão argumentar que as lésbicas têm um melhor conhecimento do corpo das mulheres (é, sem dúvida, o caso), ou que elas utilizam consolos, quer dizer, pênis de "melhor" qualidade (falando de forma clara: que nunca amoleçam e cujo tamanho pode ser escolhido num catálogo). Mas não é isso que apontam as cifras. Segundo um estudo de 2017,[4] 50% das mulheres que se "contentavam" com uma penetração vaginal tinham gozado em sua última relação sexual contra 73% daquelas que haviam acumulado penetração vaginal e estimulação manual. Junte ainda o sexo orogenital para obter um combo sexo oral + carícias + penetração, e obterá 86% de gozadoras. Tome lá! Exatamente como as lésbicas. Em suma, para fazer gozar uma mulher, é a diversidade das práticas que funciona melhor. É, de resto, essa mesma diversidade que se encontra na publicação dos *Archives of Sexual Behavior*: as gozadoras dispõem de um repertório de práticas mais vasto, quer falemos de sua coleção de lingerie, das experimentações anais, das fantasias partilhadas, das palavras obscenas, ou das declarações de amor. Não surpreendentemente, elas recebem mais sexo oral do que as outras.

---

[3] Ifopop/Cam4, "Enquête Internationale sur les femmes et l'orgasme" ("Enquete internacional sobre as mulheres e o orgasmo"), dezembro de 2015 (www.ifop.com/publication/les-francaises-et--lorgasme/).
[4] David A. Frederick, H. Kate St. John..., art. cit.

Existem, claro, outros fatores além da simples acumulação de práticas. As mulheres muito orgásmicas se beneficiam de melhores relações de casal em geral (cachorros não dão luz a gatos: o sexo corre bem melhor... quando tudo corre bem).

> Se quiser melhorar suas chances, abra a boca – de todas as maneiras possíveis.

Uma boa comunicação entre os parceiros, bem intencionada, não crítica, aumenta consideravelmente o prazer — porque é possível uma transmissão de saber sexual.

Por isso, se quiser melhorar suas chances, abra a boca — de todas as maneiras possíveis. Abra a boca para dizer que ainda está apaixonado, que sente fome, que vai votar, ou que tem vontade de tal ou tal atenção. Abra a boca para desafiar seu parceiro ou elogiar suas qualidades.

71% das francesas satisfeitas com sua vida sexual

O mais estranho nessa história continua a ser que, apesar dos orgasmos nem sempre fáceis de se encontrar, 71% das francesas estão satisfeitas com sua vida sexual — 31% estão mesmo muito satisfeitas.[5]

> As crentes fazem jogo duro: quanto mais as mulheres praticam uma religião, mais elas são felizes na cama... com as muçulmanas na liderança das gozadoras.

Se a idade, renda ou nível de escolaridade têm um fraco impacto sobre o desenvolvimento, tal não é o caso de outros marcadores dos quais falamos raramente: as mulheres mais carreiristas, as mais magras, aquelas que só conheceram um único homem em toda a sua vida se desenvolvem claramente muito bem. As crentes não vendem barato o que é caro: quanto mais as mulheres praticam uma religião, mais elas são felizes na cama... com as muçulmanas na liderança das gozadoras. (Esses números são igualmente válidos para os homens.)

Respeito à anatomia, inventividade, boas relações com o outro, com seu próprio corpo e com seus valores: as "receitas" do gozo feminino dependem menos da alquimia do que do bom senso. As estatísticas são menos engraçadas do que as pedras filosofais, mas elas o levarão mais longe.

---

[5] Ver Pauline Pellisier, "7 Françaises sur 10 se disent satisfaites de leur vie sexuelle" ("7 francesas a cada 10 se dizem satisfeitas com sua vida sexual"), grazia.fr, 7 de novembro de 2018 (www.grazia.fr/lifestyle/psycho-sexo/7-francaises-sur-10-se-disent-satisfaites-de-leur-vie-sexuelle-907082).

A cunilíngua condenada por causa da complexidade?

Se acreditarmos em nossas obsessões estivais, o aquecimento das relações orogenitais ultrapassa em magnitude o aquecimento global: como oferecer o melhor boquete, como renovar seu jogo de língua,[1] como ser o melhor amante de joelhos... A informação se transmite? Formidável. A sexualidade se aprende como o resto — quer dizer, como nas outras matérias, você tem o direito de matar aula, de tirar nota baixa, de não aceitar sua nota, pode até mesmo irritar os professores e colocar um arenque marinado debaixo da sua cadeira.

Por que tantos exemplos negativos? Porque detestamos aprender — detestamos que haja algo a aprender sobre o sexo (ah! a ciência se difunde...), e detestamos a maneira como esse ensino é transmitido. E aí fica impossível não dar razão aos gazeteiros. No caso do sexo oral nas mulheres, chegamos a situações simplesmente aberrantes.

On-line não faltam guias que expliquem nada menos do que como se tornar um mestre da cunilíngua. "Mestre"?... Diacho. E por que não imperador, tirano, presidente jupiteriano — cavaleiro negro do bucal, senhor da guerra dos sexos? Dominar a lambida concede o domínio sobre as mulheres? — não é esse o subentendido? Nossas relações inocentes estariam, desde o título, reple-

---

[1] N.T. Trocadilho entre jogos de palavras e jogos em que se usa a língua (órgão).

> "Mestre"?... Diacho. E por que não imperador, tirano, presidente jupiteriano – cavaleiro negro do bucal, senhor da guerra dos sexos? Dominar a lambida concede o domínio sobre as mulheres? – não é esse o subentendido? Nossas relações inocentes estariam, desde o título, repletos de questões de dominação?

tas de questões de dominação? (E eu que pensava ingenuamente que estávamos de férias, estirados, horizontais.)

Criemos um tronco comum

Antes de obter a maestria, podemos começar pelo noviciado? Obrigado. Pois a cunilíngua ideal da internet é efetivamente uma cunilíngua para os incompetentes. Pode-se ler aqui e ali:

— que antes mesmo de passar aos trabalhos práticos, são necessárias cerca de 450 semanas de trabalho preparatório, durante as quais vocês se beijarão e contarão um ao outro suas fantasias (a fêmea de base sendo mais complexa e angustiada, é preciso ganhar sua confiança);

— que o doador poderá atenuar seu torcicolo, ou câimbra na mandíbula, colocando a língua e as gengivas a um ângulo de 45 graus (não me pergunte o que isso quer dizer);

— que a recipiente será requisitada, em contrapartida, a fechar suas coxas para permitir ao doador repousar ali sua cabeça (tanto pior para aquelas que preferem se sentir "abertas")...

Creio que você se engasgou por trás da sua taça de vinho rosé, mas essas recomendações práticas não são a exceção, muito pelo contrário. Há alguns anos, o autor e "hacker da vida" Timothy Ferris explicou, em seu livro *4-Hour Body*,[2] que uma boa cunilíngua consiste em lamber de maneira circular o quarto superior direto da glande do clítoris durante quinze minutos com a pressão necessária para levantar duas folhas de papel de impressora (e se quiser ainda mais precisão, o ponto mais agradável do clítoris se situa precisamente às treze horas — sim, Timothy Ferris considera os clítoris como relógios, é assim, cada um com seus pecadilhos...).

---

[2] Timothy Ferriss, *The 4-Hour Body. An Uncommon Guide to Rapid Fat-Loss, Incredible Sex, and Becoming Superhuman* (*Um Guia Incomum para a Perda de Gordura Rápida, Sexo Incrível e Tornar--se Super Humano*), Harmony, 2010.

Nossas práticas

Podemos fazer chacota da ultramecanização do corpo humano, da redução dos atos amorosos a estímulos, mas esses discursos "positivos" sobre a cunilíngua nos consolam com contrainjunções[3] às quais estamos habituados: os *experts* têm dito muito aos nossos parceiros o que eles não devem fazer, sem encontrar as palavras para poder guiá-los. Criamos hoje um vocabulário. Um tronco comum. Essa evolução não se produz sem excessos esotéricos, mas talvez mereça certa boa vontade (sem arenque marinado colado debaixo da cadeira).

Comida de festa

Os conselhos distribuídos pelos "mestres" não são, ademais, absurdos. Ao contrário, encorajam a ideia de que a cunilíngua é um troço complicado, cronófago, com resultados erráticos. O que não é falso. As mulheres precisam, com efeito, de dez a vinte minutos para chegar ao orgasmo por meio de preliminares, ou da penetração (sete a quatorze minutos para os homens).[4] Sabendo que a duração média das preliminares é de treze minutos,[5] faz-se o cálculo rapidamente: isso não tem como funcionar toda vez.

Se estiver buscando um "golpe certeiro", é a masturbação que funciona. São necessários menos de quatro minutos para as mulheres para atingir o orgasmo em solo (dois a três minutos para os homens). Resultado: apenas 52% das mulheres apreciam a língua na xota[6] — mas os números variam consideravelmente segundo as idades e os estudos.

Se a cunilíngua é 1) complicada, 2) ineficaz, por que se dar tanto trabalho? Por que se digladiar com uma língua mole demais, grande demais para ser precisa, não beneficiando nem da potência de um vibrador, nem da flexibilidade de um dedo?

---

[3] N.T. Mensagens verbais destinadas a ensinar a uma criança um comportamento em sociedade.
[4] Ler "Are orgasms different depending if you have a penis or a vulva?" ("Os orgasmos são diferentes a depender se você tem um pênis ou uma vulva?"), no site do Departamento de Saúde da Universidade Brown (www.brown.edu/campus-life/health/services/promotion/sexual-health-sex-101/orgasm).
[5] Ver Mathilde Boireau, "Connaissez-vous la vie sexuelle des Françaises?" ("Você conhece a vida sexual das francesas?"), ladepeche.fr, 31 de dezembro de 2012 (www.ladepeche.fr/article/2012/03/31/1319376-connaissez-vous-la-vie-sexuelle-des-francaises.html).
[6] Ver "Sexualité: de quoi les Françaises ont-elles vraiment envie?" ("Sexualidade: de que as Francesas têm realmente vontade"), ipsos.com, 2 de abril de 2014 (www.ipsos.com/fr-fr/sexualite-de-quoi-les-francaises-ont-elles-vraiment-envie).

> Uma prática não evidente, logo não necessariamente cotidiana, mas que pode valer seu peso de fogo de artifício. É comida de festa, não um sanduíche de presunto com manteiga.

Proponho três respostas: primeiro, porque seria preciso recolocar a cunilíngua em seu lugar — o de uma prática não evidente, logo não necessariamente cotidiana, mas que pode valer seu peso de fogo de artifício. É comida de festa, não um sanduíche de presunto com manteiga.

Em seguida, admitamos: adoramos complicar nossa vida. Adoramos a famosa "maestria". Ela nos dá a ilusão de poder sobre o outro e sobre nossas próprias capacidades.

Enfim: é complicado, e agora? O fato é que os homens julgam sua virilidade pelo número de orgasmos que são capazes de fornecer:[7] para alguns, é uma questão de honra. Um desafio pessoal. Um requisito da identidade masculina. Mais vale engolir[8] essa complexidade. E o sexo de sua parceira.

---

[7] Ver Sara B. Chadwick e Sari M. van Anders "Do Women's Orgasms Function as a Masculinity Achievement for Men?" ("Os Orgasmos Femininos Funcionam como uma Conquista de Masculinidade para os Homens?"), *The Journal of Sex Research*, vol. 54, nº 9, fevereiro de 2017, p. 1141-1152.
[8] N.T. No original, temos "embrasser" que tanto significa abraçar [essa complexidade], como beijar [o sexo de sua parceira]. Optei pela tradução "engolir", que mantém o duplo sentido, ao custo de perder a ternura do original.

Sexo e performance: menos é mais

A que se assemelha a sexualidade idealizada? Para sintetizar: a uma mousse de chocolate. Um momento de puro prazer, de deixar-se ir, de regressão, com um pouco de culpa para realçar o sabor. A antítese da mousse de chocolate, todo mundo concordará: é o esporte. Ora, nossas sexualidades lembram cada vez mais o esporte. Exercemos sobre elas um rigoroso controle. Negociamos com *coaches*, ou melhor dizendo gurus, temos objetivos, conhecemos nosso nível, seguimos as estações. Medimo-nos com aplicativos como planilhas (duração, decibéis, número de vaivéns), treinamos para nos tornar melhores parceiros com Pegym, fazemos exercícios de musculação do períneo, estamos constantemente sob pressão para colocar em dia esses conhecimentos (é o que você está fazendo agora mesmo, sem querer ser mesquinha). O objetivo: "Se garantir na cama".

O sexo é um esporte e poderia ser pior — o sexo poderia ser uma punição, um dever, um simples meio de reprodução. Pelo menos, o esporte pode ser divertido e se praticar com shorts segunda pele (amantes do *curling*,[1] abram o caminho.) Mas, claro, o esporte implica uma forma de competição, ao menos contra si mesmo. Graças à — ou por culpa — da fluidez das relações con-

---

[1] N.T. Esporte olímpico coletivo praticado em uma pista de gelo cujo objetivo é lançar pedras de granito o mais próximo possível de um alvo, utilizando para isso a ajuda de varredores. É fácil ver que shorts segunda pele seriam inadequados para a prática de um tal esporte.

temporâneas (podemos ser sempre enganados, largados, substituídos), essa competição nos parece crucial. Seria absolutamente necessário ser bom de cama — enquanto, na verdade, saber fazer funcionar a máquina de lavar é uma competência tão crucial quanto, porém menos sexy. Enfim, isso depende do modelo da máquina de lavar.

Quando se pensa em performance, é evidentemente a ejaculação masculina que vem à mente: retardar o gozo o máximo possível, por educação a seus parceiros. Os quais, sejam as coisas claramente ditas de imediato, nada pediram. Quando eu era adolescente, os liceanos[2] experientes, afirmavam doutamente que uma penetração de rotina durava quarenta e cinco minutos. Eles todos conheciam um amigo de um amigo que se mantinha ereto por quatro horas, ou seja, uma representação muito justa do nono círculo do inferno. Em retrospecto, esses quarenta e cinco minutos fazem rir. Nem precisa de retrospecto, aliás: os dados bastam.

A relação de rotina é: adequado de quatro a sete minutos, bem feito de sete a dez minutos.[3] Se passar dos dez minutos, sinto muito, é longo demais. Uma relação satisfatória dura o tempo de cozimento de uma pizza, prova de que a natureza é bem feita (ou então, o micro-ondas). Isso significa também que a competição dos homens para saber quem segura mais tempo uma ereção é narcísica, não pragmática. Com efeito, no que concerne à sobrevivência mais fundamental, a ejaculação é um reflexo que tem todo o interesse em ocorrer rapidamente: um urso pardo poderia atacar durante seus famosos quarenta e cinco minutos de penetração (*cof-cof*). As versões modernas do urso pardo compreendem os caminhões de trinta e três toneladas (se você gosta das atividade ao ar livre), as crianças de pouca idade, os colegas de quarto e, certamente, o grande inimigo da sexualidade moderna: o smartfone.

> Uma relação satisfatória dura o tempo de cozimento de uma pizza, prova de que a natureza é bem feita (ou então, o micro-ondas).

---

[2] N.T. Alunos, estudantes, colegiais.
[3] Ver "Good sexual intercourse lasts minutes not hours, therapists say" ("O bom intercurso sexual dura minutos não horas, dizem os terapeutas"), news.psu.edu, 31 de março de 2008 (https://news.psu.edu/story/189340/2008/03/31/good-sexual-intercourse-lasts-minutes-not-hours-therapists-say).

Em termos de sobrevivência, então, a performance consistiria em gozar rápido (e bem). O que entra em contradição com o padrão do macho durador. Quanto às penetrações maratonistas da pornografia, elas não ajudam a corrigir o erro, certamente. Mas é fácil demais acusar os filmes pornôs: somos nós que demandamos conteúdos hiperbólicos, senão, pense bem, os produtores se concentrariam em atores de formato humano — e de metragem (muito) curta. Queremos o espetacular: e pagamos a conta. Em inseguranças.

Na realidade, uma mulher que se masturba atinge o orgasmo em apenas alguns minutos (quatro para uma masturbação, vinte quando é o parceiro que faz o serviço). Em consequência, focar na duração é o mesmo que furar a água com a espada, e quando digo 'espada', caros homens, estou sendo lisonjeira.

Sem dúvida, a obsessão pela performance ultrapassa a simples questão de timing para incluir o tamanho (34% dos jovens com menos de 25 anos ficam com complexo do tamanho de seu pênis depois de assistirem a um filme pornô),[4] o número de posições encadeadas, o número de parceiros, o número de orgasmos... Quando vai parar de querer contar tudo? É desgastante.

Mas, espere, por que só falamos dos homens? Não cabe só a eles a responsabilidade sobre o ato sexual, salvo se considerar que a participação de suas parceiras se limite a se deitar e olhar para o teto. As mulheres são igualmente submetidas a uma obrigação de performance, e seria terrivelmente sexista esquecer disso. Se elas não são julgadas pela duração, são por sua capacidade de gozar — a mulher ideal alinha vários orgasmos por relação sexual, goza com penetração vaginal, quer dizer, anal (tanto pior se isso não diz respeito senão a uma minoria), ela goza sob comando

> Partindo de uma exigência igualmente stakhanovista, ainda bem que fingimos.

e, como se isso não bastasse, convém que ela vocalize como uma cantora de ópera. Partindo de uma exigência igualmente stakhanovista,[5] ainda bem que fingimos. Mais precisamente: há mais mulheres que fingem a cada interação

---

[4] "Enquete sur l'influence des films X dans le rapport au corps et la vie sexuelle des Français" ("Enquete sobre a influência dos filmes X na relação com o corpo e a vida sexual dos franceses"), enquete Ifop para TuKif, 21 de abril de 2014, p.14 (www.ifop.com/wp-content/uploads/2018/03/2609-1--study_file.pdf).
[5] N.T. O stakhanovismo foi uma campanha de propaganda soviética fazendo apologia a um trabalhador muito produtivo e devotado ao seu trabalho.

sexual do que mulheres que gozam à cada interação sexual. (A metade delas já teve acesso a esse truque de mágica, e um homem entre dez.)

Inútil se lamentar desses dramas baratos: uma mulher que não fizesse uma demonstração de entusiasmo forçado se veria automaticamente transferida para o campo das "más jogadas". O que limitaria seriamente suas possibilidades em termos de casal. E, queira ou não, o casal continua a ser o enquadramento ideal da felicidade — hoje, no Ocidente — no imaginário coletivo.

Retomemos, então. Os homens têm a pressão. Os homens se obrigam a segurar mais tempo durante uma penetração, para obter gozos devastadores por parte das mulheres, que estão, de qualquer forma, pouco ligando para o quanto dura a penetração. O círculo se fecha, estou de acordo. Mas o círculo é vicioso.

Você sabe o que arruína, de fato, uma vida sexual e, muito mais drasticamente, do que "segurar menos de quarenta e cinco minutos", ou "gozar somente uma vez e em silêncio"? O stress. (Diga-se de passagem: nossas vidas sexuais são mais frágeis do que um vaso de cristal. É muito simples, tudo nos perturba: a falta de comida, a falta de sono, a insatisfação a nível narcísico, um nascimento, uma gastro e, certamente, os processos de divórcio.) Quanto mais esquentamos a cabeça com essas histórias de performance, mais nos estressamos. No tocante aos homens, esse stress produz situações de impotência e ejaculações precoces. No tocante às mulheres, produz uma ansiedade que se manifesta por meio do orgasmo. Você nota como a cobra morde o próprio rabo? Não é uma serpente! É você. Ai!

> O melhor meio de melhorar as performances consiste, sobretudo, em não se preocupar com suas performances. Libertar-se.

Na realidade, o melhor meio de melhorar as performances consiste, sobretudo, em não se preocupar com suas performances. Libertar-se. Esquecer o esporte.

Nossas práticas

Estrela do mar

No departamento dos sonhos úmidos, as metáforas aquáticas abundam — pense nos seus moluscos favoritos, ou no sucesso afrodisíaco das ostras. O sexo se faz em posição de concha, molha-se, escorre-se, transpira-se. Nas profundezas desse bestiário submerso, vagueia a estrela do mar, que qualifica a parceira sexual estirada em forma de cruz, passiva, apática a ponto de sequer recusar a relação — deixar rolar continua sendo a opção menos fatigante. A metáfora funciona a nível visual, mas não somente: a estrela do mar é primordialmente noturna, frequentemente desconfiada e, sobretudo, ela detesta ter parte de seus braços voando, a ponto de preferir uma reprodução externa — os ovos são expulsos e fecundados no mar. Nossa estrela do mar é internacional, evidentemente. *Seestern* em alemão, *søstjerne* em dinamarquês, *estrella de mar* em espanhol.[6]

A língua inglesa, em contrapartida, passa a vez (é raro). A *sea star* é um americanismo para *sister*, e *starfish* é pouco utilizado — entretanto, para ficar nas imagens aquosas, os americanos podem falar em *cold fish* ("peixe frio"). As expressões mais correntemente usadas são nitidamente mais agressivas do que no continente europeu: *mattress* ("colchão"), ou *dead lay* (literalmente, "foda morta").

O que se diz dos homens que se deixam levar? Não surpreendentemente, faltam-nos palavras: a virilidade é estreitamente associada a um papel ativo. Para completar nosso dicionário erótico, propomos, então, uma metáfora pertencente à mesma classe dos equinodermas: pepino marinho.

---

[6] N.T. Étoile de mer em francês.

III

Nossos hábitos culturais

Depois do galo francês, o cuco francês

Eis uma informação que diz muito e, da qual, no entanto, pouco se fala: a infidelidade, na França, não é mais contrária à moral. Ao menos, é o que deliberou o Tribunal de Justiça há pouco tempo, em um caso envolvendo pessoas públicas que não teria mais importância se não implicasse a ex-primeira dama da França, Valérie Trierweiler. Argumento primordial: se a infidelidade foi descriminalizada há quarenta anos,[1] então, não há o que se possa censurar num chat quando a monogamia apresenta falhas. E, menos ainda, se uma revista revela um caso. Para a versão oficial, "a evolução dos hábitos, bem como a das concepções morais, não permite mais considerar que a imputação de uma infidelidade conjugal teria, por si só, a natureza de induzir um atentado à honra ou à reputação".

Podemos agora fazer bico, protestar, abrir uma champagne, uma caixa de lenços e até mesmo as fotomontagens pornográficas de DSK fumando um charuto com Julie Gayet. Nada disso impede que essa decisão seja a última de

---

[1] Lei nº 75-617 de 11 de julho de 1975.

uma longa linhagem de micro-eventos que fizeram da França, não somente o país dos direitos do homem, mas o dos direitos do homem infiel. É preciso admitir: de Lille a Marselha, engana-se e trai-se tanto que devem arrancar até os chifres dos bois para colocá-los uns em cima dos outros.

Por que essa tolerância? Talvez, para começar, porque os franceses conservam uma definição estreita de traição — enquadrada, limitada. Há dois tipos: ou se é oportunista, e se trata de uma aventura de uma noite ou de um ano; ou se opta inteiramente pela vida dupla, estilo agente secreto, com duas casas, duas contas na Netflix e dois labradores.

Paquerar não é trair

Nos Estados Unidos, em contrapartida, as coisas são de uma complexidade insana. Fala-se em infidelidade autorizada (na versão francesa, chamaríamos esse arranjo de união livre, certamente não uma traição), em infidelidade com transferência sobre objeto ("ela me esqueceu depois que compramos este novo secador de cabelos"), em infidelidade emocional (platônica) que pode ser irreprimível (para os poliamoristas com dependência afetiva), em infidelidade médica (ninfomania), em infidelidade de vingança ("se você dá suas escapadas, então, eu também dou"), em infidelidade não intencional (o sonho erótico, mas também, em algumas culturas, o estupro recebido), em infidelidade de direito (quando se perdeu qualquer ligação com o cônjuge), em infidelidade de sabotagem, visando à destruição do casal e, enfim, em infidelidade financeira, que consiste em guardar suas despesas secretas — e, eventualmente, suas dívidas (diga-se de passagem, 26% dos homens americanos gostariam que seu extrato bancário continuasse privado,[2] e 6% tem literalmente contas das quais seus cônjuges ignoram a existência).[3]

Acrescente-se a isso, que, para a maioria dos americanos, sentar-se sobre os joelhos, segurar a mão ou beijar na boca indicam traição. Quarenta e quatro por cento pensam que jantar com alguém já é infidelidade (descanse em paz,

---

[2] Ver "Statistics show you are not alone in trying to hide that second cookie" ("As estatísticas mostram que você não está sozinho ao tentar esconder aquele segundo biscoito"), vanityfair.com, novembro de 2015 (www.vanityfair.com/news/2015/10/poll-americas-bad-habits).
[3] Ver Tony Mercia, "Financial infidelity poll: 6% hid bank account from spouse or partner" ("Enquete sobre a infidelidade financeira: 6% escondiam contas bancárias de sua esposa ou parceira"), creditcards.com, 21 de janeiro de 2015 (www.creditcards.com/credit-card-news/financial-infidelity-poll.php).

amizade entre homens e mulheres.)[4] Meio difícil quando se sabe que quase a metade das pessoas pensa em outra enquanto faz amor[5], ou que a infidelidade por realidade imersiva não deve demorar a surgir (será possível deitar ao lado do seu marido, enquanto olha para Brad Pitt).

Passemos para este lado do Atlântico:[6] a maioria dos franceses concorda em dizer que beijar é trair.[7] Em contrapartida, flertar com outra pessoa que não seja seu parceiro oficial não é um problema, o que significa que a sedução sai completamente da equação (você pode, portanto, jantar diante de uma costeleta de carneiro com seus amigos sedutores, e até mesmo ajustar o decote, enquanto acaricia sensualmente tornozelos deles). Nenhuma preocupação no tocante a sonhos eróticos, ou à infidelidade fantástica. Dois terços dos casais dizem que podem trair seu cônjuge e, mesmo assim, continuar a amá-lo!

> Flertar com outra pessoa que não seja seu parceiro oficial não é um problema, o que significa que a sedução sai completamente da equação.

A obsessão americana pela verdade

Então, forçosamente e sem surpresa, continuamos a ser o país europeu que está mais pronto a olhar para o jardim do vizinho para ver se a grama é mais verde (se for verde, seu amante tem uma micose avançada, e você deve voltar para casa): 55% dos franceses e 32% das francesas já foram infiéis.[8] Ao que se

---

[4] Ver "What is cheating? University of Michigan study looks at how people define infidelity" ("O que é traição? Estudo da Universidade de Michigan investiga como as pessoas definem infidelidade"), huffpost.com, 22 de fevereiro de 2013 (www.huffpost.com/entry/what-is-cheating_n_2743853).

[5] Ver Martha Cliff, "Is your female colleague fantasising about You? Half of women think about other people during sex with their partner... and it's usually men from the office" ("A sua colega feminina está fantasiando sobre Você? Metade das mulheres pensa sobre outras pessoas durante o sexo com seu parceiro... e são normalmente homens do escritório"), dailymail.co.uk, 4 de junho de 2015 (www.dailymail.co.uk/femail/article-3108984/Is-female-colleague-fantasiing-Half-women-think-people-sex-partner.html).

[6] N.T. Ao leitor brasileiro, vale sempre o gentil lembrete de que "este" lado do Atlântico se refere ao "outro" lado, ou seja a Europa.

[7] "Observatoire Gleeden de l'Infidélité. Enquête sur les perceptions et les comportements des Français en matière d'aventures extra-conjugales" ("Observatório Gleeden da Infidelidade. Enquete sobre as percepções e os comportamentos dos franceses em matéria de aventuras extra-conjugais"), enquete Ifop para Gleeden, 16 de janeiro de 2014, p. 6, 20 e 21 (www.ifop.com/wp-content/uploads/2018/03/2471-1-study_file.pdf).

[8] *Ibid.*, p 5

soma um terço entre eles que pensam que nunca se deve dizer 'nunca' — e aí obteremos um score de república das bananas (transar com uma banana é trair?).

Somos igualmente o único país do mundo onde a infidelidade é mais perdoada: para 53% das pessoas, ela é moralmente aceitável.[9] Nosso concorrente mais próximo, em termos de aceitação, é a Alemanha, mas já caímos para 40%. Os Estados Unidos? São 16%. A Turquia e os territórios palestinos chegam à outra ponta do espectro com 6% de pessoas *relax* com essa questão.

Em seguida, evidentemente, sob o risco de falar de traição... é preciso bem notar que os números são, às vezes, oscilantes (mentimos para os pesquisadores com um sorriso nos lábios) — é de resto frequente o caso entre dois estudos, três sondagens e dezoito metodologias diferentes. Assim, aprendemos que 7% dos americanos acham aceitável um caso entre pessoas casadas[10] — um número que não aumenta desde priscas eras, contrariamente a todas, absolutamente todas as práticas. É, a propósito, o tipo de relação que os americanos toleram menos! 14% se acomodam, por exemplo, com a poligamia, 30% deixam seus adolescentes fornicarem tranquilamente, 33% veem com bons olhos a pornografia. Contanto que os elos do matrimônio sejam respeitados, tudo bem. Vemos aí, sem dúvida, um exemplo de obsessão americana pela verdade, ou melhor dizendo, pela confissão. Não preciso lhes lembrar do caso Clinton.

Uma prova de espírito crítico

Nós, franceses, guardamos nossos casos bem escondidos (exceto quando somos presidentes). O que torna o perdão mais fácil, porque não há nada a perdoar: é o famoso crime sem vítima.

Então, o que concluir da nossa situação de excepcionalidade? Pessoalmente, eu não ligaria essa permissividade nem ao casal, nem ao sexo, mas à laicidade. Os países protestantes são mais "sábios" do que os países latinos — um

---

[9] Ver Richard Wike, "French more accepting of infidelity than people in other countries" ("Os franceses aceitam mais a infidelidade que as pessoas de outros países"), pewresearch.org, 14 de janeiro de 2014 (www.pewresearch.org/fact-tank/2014/01/14/french-ore-accepting-of-infidelity-than-people-in-other-countries/).
[10] Ver Rececca Riffkin, "New Record highs in moral acceptability" ("Altas históricas em aceitabilidade moral"), news.gallup.com, 30 de maio de 2014 (https://news.gallup.com/poll/170789/news-record-highs-moral-acceptability.aspx).

enorme clichê, mas que se comprova estatisticamente. Exceto que a especificidade francesa não salienta apenas uma tradição católica — senão a Polônia seria uma terra de devassidão!

Somos, antes de tudo, maciçamente incrédulos. Em 2007, éramos 48% a nos declarar ateus. Em 2012, os antideus nus e crus e as pessoas não religiosas aglomeravam 63% da população (os suecos são os campeões mundiais, com 85% de futuros residentes do inferno).[11]

> A religião do amor eterno nos torna céticos – uma prova de espírito crítico, mais do que de falta ética.

Ora, veja: um infiel, originalmente, é alguém que não tem fé. Sabemos bem que o amor não é somente o ópio do povo (ainda que seus efeitos estejam mais próximos da cocaína do que do ópio, mas, bem, deixemos isso de lado), é literalmente uma religião. Se enganamos e somos enganados, é porque a religião do amor eterno nos torna céticos — uma prova de espírito crítico, mais do que de falta ética. No país da Luzes, deixamos a lâmpada acesa no quarto de dormir: um convite para entrar?

---

[11] "Win-Gallup International Global Index of Religiosity and Atheism-2012", p. 3 (https://fr.scribd.com/document/136318147/Win-gallup-International-Global-Index-of-Religiosity-and--Atheism-2012).

Candaulismo

Por que se aborrecer com a infidelidade, quando se pode ser candaulista? Equivalente sexual do socialismo utópico, o candaulismo celebra a partilha como júbilo absoluto. Seus adeptos gostam de ver seus companheiros transarem com outras mais do que qualquer outra coisa. A palavra vem de uma lenda antiga: o rei Candaulo se casa com uma mulher tão fortemente erótica, que ele decide fazê-la "experimentar" cada um dos seus oficiais. Atenção, *spoiler*: isso acaba mal. Encontramos, contudo, candaulistas triunfantes no século XVIII, na Itália, onde os nobres adornavam sua dama com um cavaleiro muito muito servil.[12]

Enquanto os ciumentos se irritam, a ideia ganha força. No Google Trends, podemos observar um desmoronamento do interesse pela libertinagem, com as consultas tendo sido divididas por oito desde 2004. No mesmo intervalo, o candaulismo partiu de zero para dobrar seu concorrente em agosto de 2010 (não procure, nada aconteceu) — a ponto de que hoje o candaulismo é duas vezes mais popular do que a libertinagem.[13] As mesmas tendências são visíveis na língua inglesa. Segundo dados do site PornHub, "cuckold" é a categoria que mais avançou em 2017: +72% de tráfego. E uma obra do *expert* Justin Lehmiller afirma que 58% dos homens americanos já fantasiaram sobre o candaulismo, contra um terço das mulheres (no feminino, o *cuckold* se diz *cuckquean* ou *cuckqueen*).[14]

Simples tendência ou evolução social? Que uma sociedade da transparência empurre a "fidelidade" de volta às suas trincheiras é compreensível. Que uma sociedade da atenção largue sua palavra-chave do fetiche em cinco minutos também não está excluído. Seja como for, o candaulismo conta com adeptos tão numerosos quanto proselitistas: "candaulismo" é a única palavra que foi buscada repetidas vezes para esta crônica... por vocês, leitores. Vocês foram ouvidos.

---

[12] Tudo isso é belamente contado na obra de Roberto Bizzocchi, *Les Sigisbées. Comment l'Italie inventa le mariage à trois (Cicisbeos: os cavaleiros servis. Como a Itália inventou o casamento a três)*, Alma, 2016.
[13] N.T. A autora se refere às palavras francesas *candaulisme* e *libertinage*, respectivamente.
[14] Ver Ian Kerner, "Cuckolding can be positive for some couples, study say" (O *cuckolding* pode ser positivo para alguns casais, diz estudo"), edition.cnn.com, 9 de março de 2018 (https://edition.cnn.com/2018/01/25/health/cuckolding-sex-kerner/index.html).

Precisamos manter a libido como se corrêssemos uma maratona?

Como reavivar as chamas da sua libido, quando o casal se tornou uma parceria mais doméstica, prática, econômica do que sexual? Vasta questão. E que conduz à outra, bastante cretina: por que é necessário que um casal nasça, viva e morra sexual?

Certamente, a diferença entre nossos cônjuges e nossos amigos — para aquelas e aqueles entre nós que não praticam nem troca de casais, nem infidelidade sistemática — pode se resumir à intimidade carnal. Espera-se que não partilhemos nossa sexualidade com ninguém, exceto uma única pessoa eleita pelos deuses: justamente porque o íntimo distribuído não é mais íntimo (o que não impede, de forma alguma, que seja agradável ou ético).

Evocaríamos, assim, uma queda vertiginosa da satisfação sexual com o tempo. Mas entre a massa de desencantados do sexo de longa duração espreitam, apesar de tudo, um terço de bem-aventurados que consideram que a paixão, com os anos, continuou intacta. Eles conservaram uma sexualidade sólida? É possível. Mas, talvez, também, eles simplesmente tenham aceitado que uma libido se extinga.

As famosas pérolas do casal
Relembremos, para começar, que uma desaceleração das relações sexuais se organiza conjuntamente. Acusar o outro (é sempre o outro, não é?...) permite

que se desvie a atenção: na realidade, é muito raro que um dos parceiros somente se coloque em regime sem sexo. São as duas pessoas que param de ter tempo, que param de passar a mão na bunda, que põem de lado o assunto. Que não pedem mais. Ou que aceitam a passividade do outro, sem fazer parte de sua frustração, deixando a situação se instalar. Queríamos uma libido fulgurante, mas sem procurar os meios? Então, não somos apenas hipócritas: somos traiçoeiros, pois organizamos o fracasso.

A nível cultural, é bem normal que "isso" se acalme. O inverso seria inquietante. Seríamos egoístas, fechados em nossa paixão, obsessivos. Do mesmo modo que raramente assistimos mil vezes ao mesmo filme, paramos progressivamente de "ver" nosso parceiro. No momento da passagem ao doméstico, nos acomodamos igualmente, como indivíduos, à nova mobília — amados, porém conhecidos, levados em conta, mas sem constituir o ponto de foco. Essa situação é vantajosa sob inúmeros pontos de vista: parar de olhar para o outro permite olhar para outra parte (o caminhão que irá atropelá-lo, aquele Rembrandt no museu...). A cegueira parcial nos permite também reservar deliciosas surpresas: as famosas pérolas do casal, quando se acredita tudo saber, e depois de vinte, cinquenta anos, certa manhã, o outro nos surpreende — nos revela uma faceta desconhecida, uma enorme quebra na paisagem, ou apenas um detalhe adorável.

> Do mesmo modo que raramente assistimos mil vezes o mesmo filme, paramos progressivamente de "ver" nosso parceiro.

Excitar-se sem limites

A nível evolucionário, é perfeitamente legítimo cortar gastos. Se já forneceram intensamente durante seus primeiros anos de vida em comum, certamente, têm suficientes filhos para criar — e bocas para alimentar. Seus esforços deveriam se concentrar na prole que já nasceu e não em quem ainda está por vir. A menopausa está aí para nos lembrar de que, em dado momento, fisicamente, nossa espécie sobrevive melhor se abstendo do que copulando.

Hoje, armados que somos (teoricamente) de contracepção e de creches, de ovários congelados e de tapa-sexos com imitação de pantera, a sexualidade se desconectou da reprodução. Temos os meios de nos excitar sem limites, mas, em compensação, não podemos gozar sem entraves. Podemos nos colocar sob medicação, sob tensão, sob pressão. Permanece o eterno debate da natureza contra a cultura: *a priori*, não fomos concebidos para conservar uma libido fulgurante, sobretudo, quando já começamos a nos reproduzir. Será preciso ir contra nossos hormônios? A cada um sua resposta, na verdade, pouco importa. Mas

> **Temos os meios de nos excitar sem limites, mas, em compensação, não podemos gozar sem entraves.**

é preciso, ao menos, se colocar a questão nesses termos: tenho necessidade, vontade, de ir contra meu instinto, contra a forma como as coisas foram organizadas espontaneamente com o tempo em meu casamento? Contra o que devo lutar?

A comparação com seus pares

Reanimar seu desejo: por quê? E para quem? Para você mesmo, para seu parceiro, ou para o olhar da sociedade sobre um casal que pode perfeitamente funcionar sem sexualidade, ou no contexto de uma sexualidade não entusiasta, repetitiva? Você está lendo este artigo por obrigação social, porque se sente culpado por uma falta? A ciência comprova: além de uma relação sexual por semana, sua satisfação sexual não aumentará.[1] (Seu pênis também não se alongará, sinto muito...) Se os seis primeiros meses em que vocês fornicam como lebres lhes fazem falta, lembrem-se, então, de que a felicidade daqueles momentos não se devia ao sexo. Mas, provavelmente, à irrupção dos hormônios da paixão.

Além disso, a maioria se interessa mais pela norma do que pela frequência — melhor ainda, a frequência e a norma se confundem. O efeito psicológico é bem documentado: a satisfação se constrói sobre a comparação com seus pares. Somos animais sexuais, certamente, mas também animais sociais, ora, os padrões de normalidade sexual não exigem uma organização enlouquecedora. Estatisticamente, claro, uma frequência maior permite uma satisfação maior. Mas, onde está o casal nessa estatística? Não necessariamente no meio. Não necessariamente na massa.

---

[1] Ver Belinda Luscombe, "For a Happier Life, Have Sex Once a Week" ("Para uma Vida mais Feliz, Faça Sexo uma Vez por Semana"), time.com, 18 de novembro de 2015 (https://time.com/4116508/for-a-happier-life-have-sex-once-a-week/).

O tédio tem consequências formidáveis

Podemos reanimar a chama atiçando-a, até perdermos o fôlego. Mas também podemos, muito sinceramente, nos satisfazer em encarnar a pequena vendedora de fósforos, o menino sonhador diante da vela mais tênue (não, não estou falando do seu pênis): prazeres simples em um mundo complexo. Que fazem menos mal às costas do que a posição do pião peruano,[2] e que custam mais barato do que uma pílula azul,[3] ou um pequeno pulôver cor-de-rosa.

> Os promotores da libido permanente e flamejante, estranhamente, sempre têm alguma coisa para lhe vender.

Isso o entedia? O tédio tem consequências formidáveis — sobre a criatividade, por exemplo. Quem declarou que nunca deveríamos nos entediar, especialmente vivendo como casal? Não é um luxo supremo estar cansado de alguma coisa, não é prova de que aproveitamos bem? Os promotores da libido permanente e flamejante, estranhamente, têm sempre alguma coisa para lhe vender.

Então, em vez de resmungar de ingratidão diante desse copo meio vazio, observemos a metade cheia: se sua libido se esgota, é também para terminar essa obra de arte, plantar esse plátano ou fazer estes filhos. Não há nada de vergonhoso aí. Reanimar sua vida sexual, claro, por que não? — mas aceitando, ainda assim, a condição humana. Há mais do que sexo na vida. Mas, também, há mais do que sexo no desejo.

---

[2] N.T. Posição sexual retirada do Kamasutra, em que a mulher gira em torno do sexo do homem como um pião gira em torno de seu eixo. Em português, é mais conhecida como posição do helicóptero.
[3] N.T. Eufemismo para o Viagra, conhecido medicamento que facilita a ereção do pênis.

Reestabelecer-se após um fiasco sexual

Como somos uns grandes ingênuos, erroneamente acreditamos que o sexo seja uma atividade certa, segura — ao menos em comparação com o parapente. Bem encaixados entre dois travesseiros, poderíamos nos acreditar em território conquistado... até o momento em que alguma coisa emperra, uma coisa enorme (e não estou falando do órgão).

Sem querer arruinar seu *brunch*, há fraturas de pênis, lacerações nas mucosas, objetos "esquecidos no interior", exibições que acabam mal, o *revenge porn*, a vela romântica que ateia fogo nas cortinas, a queda no box do banheiro, à qual se acrescenta, entre outros, as infecções e outras gestações indesejadas. O sexo pode nos fazer acabar na emergência. Ou na delegacia.

Como esses casos não acontecem todos os dias, nos limitaremos aqui aos fracassos de casais estabelecidos, respeitando-se mutuamente na intimidade de seu quarto — não porque esses fracassos sejam menos graves (pode-se infligir verdadeiros traumatismos a alguém que se acreditava conhecer de cor), mas porque são mais frequentes.

Tipicamente: a relação que faz mal quando se queria fazer bem, a reação alérgica surpresa (há muito produtos estranhos nos óleos e lubrificantes), a humilhação, o *dirty talking* que cai bem em cima de uma vulnerabilidade, os humores que transbordam, a vergonha por causa de um gozo que não chega, ou que chega cedo demais, ou não como esperávamos, ou não no lugar certo, a confissão no calor da ação de que não se tem certeza em assumir o dia seguinte, a fantasia que se transforma em pesadelo, o marido que entra sem avisar, a falta de consentimento mal interpretada. Com um grande *et coetera*.

Não aja como se nada tivesse acontecido

Alguns casos pertencem à comédia ("adormeci em plena ação"), outros à tragédia ("era para ser um jogo sexual selvagem, mas minha parceira se sentiu violentada"). Eliminemos, portanto, os fracassos que podem ser contados aos amigos às gargalhadas para nos concentrar na verdadeira escorregada: aquela em que um dos parceiros se machucou. Seja esse machucado físico ou emocional, ele é, da mesma forma, incapacitante. Alguma coisa se quebrou no campo da confiança. Quisemos tocar o íntimo, porém o perdemos.

> Alguma coisa foi quebrada no campo da confiança. Quisemos tocar o íntimo, porém o perdemos.

Um momento de consolação para começar: se você fracassou, quer dizer que tentou fazer algo. Arrombou essa porta, porque a sexualidade, às vezes, não só não abre portas como as deixa castamente fechadas — e isso é talvez outra forma de fracasso.

Então... podemos nos contentar em ter aprendido a lição? Uma confiança perdida, dez reencontros, e toca o barco? Claro que não. Mas, ao menos se pode esperar retornar à estaca zero. Sob a condição, e isso é importante, de não agir como se nada tivesse acontecido. Você não pode se fazer de avestruz depois de um fiasco, sob pena de ver esse não-dito aumentar como um monstro dentro do guarda-roupa.

Outra consolação: no caso em que o fiasco pertence à intimidade emocional ou carnal, portanto, ao reino dos sentimentos invisíveis, o simples fato de você ter consciência da catástrofe significa que o outro lhe disse alguma coisa. Um bom ponto para a comunicação! Enquanto o mal for dizível, os móveis estarão a salvo.[1] Quase. Um pouco.

---

[1] N.T. i.e. o essencial estará a salvo.

Evitar as desculpas hipócritas

Uma vez que o diálogo se tenha posto em marcha, comece por pedir desculpas — sem buscar apontar os culpados, porque, no mais das vezes, um fracasso não é culpa de uma só pessoa. Não há dúvida de que você não fez nada de propósito (a não ser que seja do gênero que faz amor para infligir sofrimento, caso em que terá a gentileza de se apresentar imediatamente ao psicólogo mais próximo).

Essas desculpas servem para reconhecer o mal-estar causado e para marcar sua boa vontade. A pior reação consiste em negar ("não, não é nada"), ou colocar em causa a legitimidade dos sentimentos atingidos ("você não deveria levar para esse lado" — não é você quem decide como o outro organiza suas reações emocionais). Evite também as desculpas hipócritas do tipo "Sinto muito que interprete assim" (não: você sente muito, ponto).

Uma boa maneira de quebrar o gelo é perguntar muito precisamente onde as coisas derraparam — não para se autoflagelar, mas numa abordagem positiva de cura. Sem compreensão dos mecanismos do fracasso, você corre o risco de repetir. Ora, se o erro é humano, a repetição do erro é estúpida.

Dois momentos, em particular, são cruciais, e você cuidará para não se contentar com o primeiro: a escorregada, depois a continuação da escorregada. Um fiasco que termina antes mesmo de começar mal pode entrar na definição oficial: uma relação fracassada, verdadeiramente fracassada, são sempre alguns segundos ou minutos a mais.

Instalar salvaguardas

Podemos até não notar um sobressalto de dor, mas não se deve ignorar cinco minutos de penetração dolorosa. Não que seja necessário, nesse exemplo preciso, acusar a pessoa "ativa": há dores que paralisam, surpresas que nos roubam as palavras — pode-se ultrapassar o consentimento e mergulhar o outro em estupor.

> Há dores que paralisam, surpresas que nos roubam as palavras – pode-se ultrapassar o consentimento e mergulhar o outro em estupor.

É por isso que, no caso das práticas de risco (a bandagem, o sadomasoquismo, a ativação das fantasias de estupro, a utilização de palavras grosseiras), o consentimento não se deve pedir uma vez por todas, mas diversas vezes ao longo de toda a relação.

Pode-se aceitar ser trancafiado, só para perceber, depois de dois minutos, que somos claustrofóbicos.

No caso da sideração, ou da mordaça que cumpriu bem demais seu papel, será absolutamente necessário colocar em seu devido lugar salvaguardas para a vez seguinte — se houver uma vez seguinte. Pois isso também será preciso negociar, e com humildade: será um fiasco definitivo? Se, sim, não insista — baixe a cabeça (a pessoa sempre poderá mudar de opinião, ou não.)

Ainda no caso em que você seja a pessoa ofensora, notará que é frequentemente a montante[2] que o erro é cometido: a preparação apressada de uma sodomia, a inexperiência em sadomasoquismo (alguns chicotes são incrivelmente mais dolorosos do que parecem, mesmo manejados com delicadeza).

Controle e empatia

Nessas condições, não se trata simplesmente de "falta de sorte". Você negligenciou um componente da organização sexual que é o de se informar — sobretudo, quando testa uma novidade e, mais ainda, quando a testa em nervos que não os seus.

> Antes de tentar outra vez uma experiência do mesmo tipo que aquela que acaba de fracassar, ou mesmo uma fantasia barroca completamente diferente, volte ao básico.

Um adulto sensato deveria estar em controle de si mesmo, e na empatia para com seus parceiros. Tire as consequências lógicas de sua eventual infração: se não souber, talvez devesse saber.

Enfim, antes de tentar outra vez uma experiência do mesmo tipo que aquela que acaba de fracassar, ou mesmo uma fantasia barroca completamente diferente, volte ao básico, qualquer que seja. Se a confiança sexual deve ser restaurada, reative seus princípios mais essenciais. Lembre seu parceiro machucado de que, entre vocês, habitualmente, as coisas funcionam. E que um fracasso não significa, necessariamente, o fim da confiança. Pegue seu bastão de peregrino, suporte pacientemente o sofrimento e deixe que o mal se cure.

---

[2] N.T. Jusante e montante são direções por onde correm as águas de uma corrente fluvial. A jusante significa em direção à foz, ou seja, o fluxo normal da água. Enquanto isso, a montante significa em direção à nascente, ou seja, contracorrente.

Não, a monogamia não é "um legado puritano tedioso"

Triste monogamia! Atribuímos a ela todas as chateações e, não obstante, nenhum vício. É tida como a responsável pela rotina, pela nossa covardia, pela crise de enxaqueca. Confidencialmente, murmuramos: será que a grama do vizinho é mais verde, e os quadris mais arredondados? Nos jantares elegantes, intelectualizamos: "Como dizia Che Guevara no outro dia a Christine Boutin, a monogamia é um legado puritano destinado a controlar as pulsões do povo". No Tinder, exigem-se relações "sem dores de cabeça", isto é, puramente sexuais (observação passageira: quando um amante estima que uma relação sexual é mais fácil de se conseguir do que uma conversa, já começamos mal).

Porém, 80% dos franceses nascidos em 1960 já são casados, e quase 50% dos maiores de 15 anos atualmente já o são. São eles, no entanto, monogâmicos? Difícil dizer, mas, entre eles, raros são os adeptos da troca de casais (7% dos franceses somente já frequentaram uma casa de *swing*[1]). Quanto aos infiéis (um terço das mulheres, metade dos homens),[2] eles só existem, por defini-

---

[1] Observatoire européen de l'échangisme (Observatório europeu da troca de casais), "Enquête sur les différentes formes de sexualité collectives en Europe" ("Enquete sobre as diferentes formas de sexualidade coletiva na Europa"), enquete Ifop para Netechangisme, 2 de outubro de 2014, p. 13 (www.ifop.com/wp-content/uploads/2018/03/2781-1-study_file.pdf).
[2] Ver Ifop, "Les Françaises et l'infidelité féminine à l'heure des sites de rencontre" ("As francesas e a infidelidade feminina em tempos de sites de encontro"), ifop.com, 10 de janeiro de 2017 (www.ifop.com/publication/les-francaises-et-linfidelite-feminine-a-lheure-des-sites-de-rencontre/).

ção, dentro de um contexto de exclusividade: poderíamos mesmo argumentar, que, aparando os cantos do contrato, a infidelidade reforça a monogamia.

Por que um tal abismo entre o discurso público ("a monogamia é péssima") e a realidade dos fatos ("pode até ser péssimo, mas guarde um lugar para mim, que eu já volto")? Deixemos de lado as contribuições específicas do companheirismo (é efetivamente mais fácil comprar um apartamento e criar peixes vermelhos a dois), e voltemos aos nossos porcos[3] — ou às nossas porcarias. Muito frequentemente, afirmamos que o sexo aventureiro, vibrante, orgásmico, constitui o prêmio a ser abandonado para alcançarmos os benefícios da parceria doméstica. Só que isso não é verdade.

Curva de aprendizagem

Comecemos pelos aspectos logísticos: o casamento permite termos acesso a um corpo consentidor (o estupro conjugal existe, ele não constitui, no entanto, a norma). A maior parte dos casais coabita. Eles partilham a mesma cama e o mesmo sabonete. Salvo masoquismo profundo, eles se escolheram, porque, entre outros átomos tortuosos, eles se acham sexualmente atraentes. Objetivamente, para as relações sexuais, isso ajuda... Nenhuma necessidade de buscar um novo parceiro a cada vez, de mostrar a pata branca,[4] ou de procurar um quarto de hotel.

Quanto aos calendários poliamorosos, eles não causam inveja aos arcanos da burocracia francesa: além da questão das disponibilidades de cada um, é preciso ainda gerir a questão das DSTs, dos corações partidos, das esperanças desiludidas, das assincronias do desejo... Para um choque de simplificação, isso começa a dar muito trabalho!

> **A interação sexual não é sagrada, de acordo, mas também não é um aperto de mão!**

Segunda enorme vantagem da monogamia: temos o tempo de construir uma relação de confiança, sem ansiedades nem dúvidas, sem precisar permanentemente provar suas competências. A interação sexual não é sagrada, de acordo, mas também não é um aperto de mão!

---

[3] N.T. *Revenons à nos couchons*, "voltemos aos nossos porcos", é uma variante da expressão francesa *revenons à nos moutons*, "voltemos às nossas ovelhas", equivalente à expressão portuguesa "voltemos à vaca fria".
[4] N.T. Em certo conto de La Fontaine, a cabra exigiu ao lobo que lhe batia à porta que mostrasse a pata branca para provar que era o bode, para que, assim, pudesse abrir a porta.

Nós nos aperfeiçoamos, aliás, consideravelmente, com o tempo: se um terço dos homens atinge o orgasmo na primeira noite, o número sobe, em seguida, para 85%. Para as mulheres, a curva de aprendizagem se revela ainda mais interessante: 10% têm um orgasmo com um novo parceiro e 68% em seguida.[5] Desdenhar da monogamia é cortar sua capacidade de progresso — seja agarrando-se ao pensamento positivo ("No final, vai dar certo", "Temos uma alquimia incrível", "Papai Noel me deve este orgasmo"...), seja não ligando para o prazer do outro.

O mesmo conteúdo em envelopes diferentes

Alguns gostariam de fazer crer que a confiança seja um luxo, uma vaidade burguesa, uma opção dispensável. Ela seria, a seus olhos, um tapa-sexo sobre o puritanismo. Sério? Salvo quando não se investe nem fisicamente, nem emocionalmente, esse voto piedoso parece dificilmente defensável. Abrir seus lençóis equivale a se tornar vulnerável, a oferecer sua nudez, seus defeitos, a sentir, degustar a pele do outro, a confiar, a assumir o risco de ser magoado, de fracassar, de ser delicado demais, ou selvagem demais, muito peludo ou muito glabro, muito experiente ou muito inocente, face ao arbitrário das preferências do outro...

Com uma sólida dose de má-fé, poderíamos dar de ombros, e considerar a falta de confiança como uma pimenta sexual. Isso seria se esquecer que a confiança se traduz fisicamente por melhores ereções e penetrações menos dolorosas, por orgasmos facilitados e menos arrependimentos.

Venhamos agora à questão da aventura: a monogamia permitiria, certamente, uma sexualidade eficaz (o outro nos conhece na ponta do clítoris), porém, morna e repetitiva. Ah, é? Isso está escrito em que parágrafo do Código Civil? Aliás, quando afirmamos que a monogamia contraria nossa liberdade sexual, afirmamos que essa liberdade se contabiliza em número de parceiros: afirmamos que o campo da experimentação legítima é o dos números, a ponto de nos anestesiarmos emocionalmente.

E posto que é preciso reinventar a roda a cada troca de parceiro, para que serve repetir as três mesmas práticas "básicas" (penetração, boquete, cunilín-

---

[5] Ver Justin R. Garcia, Chris Reiber, Sean G. Massey e Ann M. Merriwether, "Sexual Hookup Culture: A Review" ("Cultura do Encontro Sexual: Uma Resenha"), *Review of General Psychology*, vol. 16, nº 2, junho de 2012, p. 161-176.

> Nossos desejos não monógamos consistem em conservar o mesmo conteúdo sexual mudando de envelope: utilizamos esses corpos diferentes para nos dispensar de sermos sexualmente criativos.

gua) com cinquenta pessoas diferentes, quando se poderia experimentar cem mil outras práticas com um(a) parceiro(a) único(a), que nos aprecia de verdade, e que conhece nossas sensibilidades? Será mesmo que o pênis do vizinho é tão diferente do pênis do seu marido? Nossos desejos não monógamos consistem em conservar o mesmo conteúdo sexual mudando de envelope: de fato, utilizamos esses corpos diferentes para nos dispensar de sermos sexualmente criativos.

Um sistema sexual incrivelmente permissivo

Forçando um pouco mais o lado da má-fé, poderíamos afirmar que a não monogamia é uma estratégia de evitamento, ao contrário da monogamia, que abre o campo das possibilidades. Mas, então, de onde vem essa impressão de que esta última nos limita? Por que, ainda que as melhores condições sexuais estejam reunidas, nos recusamos a considerar o casal como um espaço de partilha das nossas fantasias, onde poderíamos arranjar *sex-machines*, *role play* ou BDSM? Nossas sexualidades estão contaminadas a esse ponto pelo cotidiano?

Talvez. Mas essa estagnação não é uma consequência obrigatória da monogamia — somente da maneira como "fazemos" a monogamia. Se temos dificuldade de encontrar o desejo, é porque nos desinvestimos. Se temos dificuldade de confiar, é porque continuamos a considerar que certas inclinações nos deixarão menos "amáveis" — tememos ainda, em 2018, nos acharmos incapazes de gerir múltiplas identidades, de mãe e puta, de senhor respeitável e submisso entravado.

> Temos ainda nos achar incapazes de gerir múltiplas identidades, de mãe e puta, de senhor respeitável e submisso entravado.

Esses limites (excetuando-se casais com uma timidez imperscrutável, certo, certo...) são impostos a nós mesmos por nós mesmos. Eles assinalam a profecia autorrealizadora: só existem, porque acreditamos neles. Talvez seja a hora de afirmar, em alto e bom som, que a monogamia é um sistema sexual incrivelmente permissivo — e que faríamos melhor se tirássemos proveito disso, em vez de nos lamentar.

Baunilha

Na França, o sexo convencional foi, por muito tempo, qualificado de "*à la papai*".[6] Mas isso foi antes que os papais se tornasse objetos sexuais cobiçados (do *dadbod*, com sua pequena pança, ao DILF, o *Dad I'd like to fuck!*).[7] Felizmente, uma nova palavra chegou: *baunilha*. É "baunilha" toda sexualidade que não comporte nenhuma bizarrice nem restrição, como dominação, dor, fetichismo ou *role play*.

Essa nomenclatura tem sua origem (controlada) no universo dos sorvetes: a baunilha é básica, não requer um paladar educado... porém, desfila no auge dos sabores preferidos dos franceses, com 19% de adeptos, à frente do chocolate.[8]

Uma pessoa pode ser baunilha, uma prática também. Nos dois casos, a expressão é pejorativa: é o gosto da massa, industrial, para as pessoas desprovidas de imaginação e de aventura... contrariamente aos amantes da curiosidade e outros gurus sexuais que se vangloriam de encarnar o bom gosto. Aliás, com raras exceções, só as pessoas não baunilha utilizam a palavra "baunilha" — conhecer sua existência é uma iguaria para os iniciados.

O problema consiste, então, em se colocar de acordo em relação às convenções: se os calabouços e outros sonhos de couro são unanimemente considerados não baunilha, que dizer das palavras devassas? Dos arranhões? Da penetração anal? Onde começa o reinado do rum com passas? Por sorte, a etimologia salva o dia: a baunilha provém do latim *vagina*, a "bainha", que virará vagina no século XVIII. Não surpreendentemente, o sexo *à la papai* é, portanto, aquele que serve para fazer bebês.

---

[6] N.T. No original, à la papa, expressão francesa que significa "devagar, quieto e suave".
[7] N.T. Em inglês, "pai que eu gostaria de foder".
[8] Magalie Gérard, Gaspard Lancrey-Javal e Morgane Hauser, "La glace parfaite selon les Français" ("O sorvete perfeito segundo os franceses"), enquete Harris Interactive para Deliveroo, julho de 2017. p. 12 (https://harris-interactive.fr/wp-content/uploads/sites/6/2017/08/Rapport-Harris-La--glace-parfaite-selon-les-Francais-Deliveroo.pdf).

"A privação sexual é uma construção social, e ela faz estragos"

Esta segunda-feira, 23 de abril de 2018, em Toronto (Canadá), um jovem atropelou alguns pedestres. Ele pertence ao movimento dos Incels, esses "celibatários involuntários" do sexo masculino, vítimas autoproclamadas da crueldade das mulheres. O crime desses últimos? Não estarem sexualmente interessados. O castigo? Dez inocentes ceifados, dos quais oito eram mulheres: dá o que pensar para os dinossauros que acham que "basta dizer não".

O preço que nossa sociedade paga à masculinidade tóxica se avoluma, cada vez mais, sem que se reaja de outra forma do que com fatalismo. Pessoas estão morrendo,[1] e não é a primeira vez. Já em 2014, o autor do massacre de Santa Bárbara (quatorze feridos, sete mortos, entre os quais o próprio assassino) justificou sua matança enlouquecida pela incapacidade de alcançar o corpo das mulheres.

> O preço que nossa sociedade paga à masculinidade tóxica se avoluma, cada vez mais, sem que se reaja de outra forma do que com fatalismo.

Para esses jovens, o sexo é algo que o mundo deve a eles. Essa concepção transacional do prazer não sai de mentes doentias ou perturbadas. Desde a corte medieval até os filmes

---

[1] N.T. No original, *Il y a mort d'homme* ("há morte de homem"), trocadilho com a expressão *il n'y a pas mort d'homme* ("não há morte de homem"), que significa "não é nada demais".

românticos como *Twilight*, nossa cultura bate na mesma tecla: um homem gentil, que mostra a pata branca, que não se desencoraja, será recompensado com relações sexuais com uma mulher (enquanto que um homem menos gentil, que não mostra a pata branca, obterá, como James Bond, relações com *diversas* mulheres). Ainda hoje, uma grande quantidade de "receitas de sedução" prometem ensinar planos de ação supostamente infalíveis. Com consequências desastrosas: se os homens fazem tudo direito, mas não obtêm sexo, então, as mulheres são injustas, assim como é injusta uma sociedade que autoriza as mulheres a não "reembolsar" os homens por suas atenções.

A penetração é a única retribuição esperada, a única modalidade de diálogo. Sem sexo, a vida é de tal modo indigna, que é preferível acabar na prisão, ou arrastar desconhecidos para a morte. Mais uma vez, os germes culturais são sólidos. Nossa modernidade é obcecada pela ideia de "falhar na vida": é preciso ter êxito, a toda hora e em todo lugar. Esse êxito não se limita à sexualidade: uma mulher sem filhos falha em sua feminidade, uma pessoa sóbria falha em atingir a transcendência pelo álcool... não falemos mesmo dos perdedores que falham e conseguir um Rolex antes dos 50 anos! A dignidade humana, garantindo a princípio nossos direitos constitucionais, tornou-se um ponto de venda para toda ocasião: "Depois de um dia difícil no trabalho, você merece uma torta *tropezienne*[2] e um papai-mamãe com a esposinha".[3]

Duas concepções limitantes do prazer carnal

Admitamos: temos um discurso duplo. Afirmamos que o sexo não é um direito, mas, "ao mesmo tempo", repetimos que cada um encontrará sua alma-gêmea, que todos os gostos estão na natureza, e que a ausência de sexualidade condena o bem-estar físico e mental. Os refratários se veem chamados de volta à ordem pelo seu entorno e as mídias, por meio das quantidades astronômicas de recomendações higiênicas (o sexo favorece o sono, alivia a tensões; nos dias ímpares,

---

[2] N.T. Confeito montado a partir de um pão doce cortado ao meio e guarnecido de uma mistura de dois cremes (creme pasteleiro e creme de manteiga), receita de origem familiar do confeiteiro polonês Alexandre Micka.
[3] N.T. No original *bobonne*, nome familiar e pejorativo, usado para se referir a uma esposa, com a conotação usual de que se trate de uma esposa submissa, preocupada unicamente com o cuidado da casa e dos filhos.

queima calorias equivalentees a doze porções de *aligot*[4] e atravessa o Mar Vermelho, enquanto multiplica os *bitcoins*...). A mensagem é idêntica para os casais: os cônjuges pouco motivados veem sua legitimidade e seu futuro comum contestados, sob o pretexto de que, sem a manutenção do dever conjugal, a união se reduziria a um simples hologrma. Poderíamos, assim, constituir um casal sem coabitar, sem fazer filhos, sem conta conjunta, mas não sem dormir juntos.

Tais concepções dramatizam, evidentemente, os desafios, a tal ponto que estamos no direito de nos perguntar que necessidade sentimos em martelar a norma sexual (de qual misteriosa inércia temos medo, exatamente? Será que imaginamos, que, sem motivação sanitária ou psicológica, nos veríamos diante de uma epidemia da castidade?). A pressão se faz tanto mais constrangedora, pois apenas as relações com penetração contam, enquanto as outras não passam de facultativas (simples "pimentas"): é preciso ir "até o final". As carícias se chamam "preliminares" e não "prato principal". A ternura, os carinhos, as formas de intimidade sem penetração servem de simples acompanhamento: aquele ou aquela que se contentar com elas terá sido vítima de uma desastrosa fraude (ou dará prova de má-fé).

Nossa cultura carrega nas costas duas concepções ultralimitantes do prazer carnal: 1) a sexualidade é incontornável; 2) em sua versão legítima, exclui 99% das possibilidades eróticas. Essa sexualidade autêntica despreza as massagens, tolera vagamente o sexo oral, menospreza os *sextos*,[5] negligencia as conversas acaloradas, considera os toques como simples aperitivos. Ela reduz as duchas tomadas juntos, as masturbações partilhadas, a sexo incompleto.

Excluídos que não o são

As consequências são explosivas. A redução do campo da sexualidade "completa" impede, com efeito, seus beneficiários de considerar o copo como meio cheio (ou como suntuosamente cheio). Muitos homens, ao receber um estímulo manual de seu cônjuge, se deitam frustrados, mesmo quando atingiram o orgasmo, mesmo quando as carícias foram realizadas com atenção e competência. Algo parece estar faltando. Em nossa ótica ocidental, mais vale uma penetração rápida em dois minutos do que um jogo erótico de tirar o fôlego durante duas horas.

---

[4] N.T. Especialidade culinária rural francesa, originária de la Lozère e de l'Aveyron, à base de batatas amassadas e diferentes tipos de natas. Trata-se, portanto, de um prato altamente calórico.
[5] N.T. Mensagens de texto de teor sexual.

Nossos hábitos culturais

Quanto mais adotamos uma definição estreita do sexo, mais os frustrados são numerosos. E quanto mais dramatizamos as consequências de uma privação da penetração, mais colocamos o dedo na ferida. Essa comiseração, voluntariamente debochada, transforma as pequenas angústias em problemas literalmente vitais. Quando não massacra inocentes em Toronto, a lógica do "verdadeiro sexo" encoraja todos os outros tipos de abuso. Um

> **Em nossa ótica ocidental, mais vale uma penetração rápida de dois minutos do que um jogo erótico de tirar o fôlego durante duas horas.**

exemplo típico: quando se afirma com sublime altivez de espírito que os estupradores são vítimas de privação sexual (sociologicamente, isso é falso, porém persiste-se em propagar o argumento), é bem necessário compreender que essa privação sexual existe unicamente porque consideramos o "sexo" uma relação interpessoal. O violador pode gozar sozinho! Mesmo que esteja excluído por uma razão ou outra do campo da sedução, ele sempre tem acesso a milhares de outras formas de interação: nada o impede de travar uma correspondência erótica estonteante, ou de se inscrever em sites com webcams.

Por isso, quando se fala em privação sexual, essa privação implica a responsabilidade de outra pessoa. A qual deve ser compatível, disponível, benevolente e fisicamente presente (caso contrário, essa outra pessoa é parcialmente responsável por estupros ou atos de terrorismo — as mulheres ouvem esses argumentos constantemente: "Ah, mas também, os homens têm suas necessidades"). O emprego da palavra "privação" agrava o problema: os privados não estão no direito de se rebelar contra sua condição? Mesma coisa para a restrição da palavra "sexo" à penetração: por quanto tempo criaremos excluídos que não o são?

> **É bem necessário compreender que essa privação sexual existe unicamente porque consideramos o "sexo" uma relação interpessoal.**

Não se trata de forma alguma de modificar os nomes dos nossos infortúnios para fazê-los desaparecer: a privação sexual é uma construção social e ela causa estragos. Em Toronto, assim como em Paris, Marselha ou Épinay-sur-Orge,[6] colhemos a ira que semeamos. É tempo de nos livrar dessa visão limitada da sexualidade. Se não o fizermos por nós mesmos, façamo-lo para evitar o próximo massacre.

---

[6] N.T. Pequena comuna situada nos subúrbios de Paris.

Nada de sexo, obrigado: as novas relações platônicas

Ao acreditar nas aves de mau agouro, teríamos todas e todos nos tornado sexualmente obcecados, vagando por uma sociedade supersexualizada, condenados a só pensar "naquilo". Muito bem. Mas, enquanto repetimos o muro das lamentações, as relações platônicas, não somente subsistem, mas proliferam, sob formas antigas e modernas.

A primeira população em questão é dos assexuais: nessa categoria, que reúne não menos que 1% dos franceses, nunca se sente desejo em relação a quem quer que seja. O que não significa que não se anseie por belas histórias de amor (caso contrário, seriam não românticos), ou que não se tenha libido alguma (os assexuais têm direito à masturbação assim como todo mundo). Os assexuais têm seus sites de encontro, suas relações, suas trajetórias... porém, platônicas. É, portanto, não somente possível, mas mais aceitável do que no passado.

Vêm, em seguida, os casais assexuais que escorregam na casca da banana do longo prazo. Existem casamentos sem sexo, entre os quais podem-se incluir os casamentos "quase" sem sexo: os números variam conforme os estudos, mas giram em torno de 15% a 20% das uniões em questão. Essa situação é raramente voluntária. Evoca-se o tédio, o cansaço, a falta de entendimento, as disfunções eventualmente ligadas à idade, a doenças, aos medicamentos... Ou à transferência do interesse sexual a parceiros extraconjugais.

Platonismo com o passar do tempo ou por algum tempo

Outros escolhem jogar a toalha por razões pessoais, pragmáticas ou religiosas. Porque isso não lhes interessa, ou não mais, ou não naquele momento. A maior parte dos grupos passa por etapas platônicas em torno dos períodos de gravidez e se reajusta (pior ainda, eles se reproduzem!). Sem mesmo falar dos momentos de separação, mais ou menos prolongados, pontuados por relações intermediárias meio virtuais, meio reais, indo do sexo erótico ao amor via webcam.

A isso, devemos igualmente acrescentar os amores logisticamente irrealizáveis: 62% das pessoas conheceram sua primeira paixão fantasiando sobre um ator ou atriz, enquanto 9% derreteram por um personagem de desenho animado.[1] Do que se pode deduzir que, salvo um enorme golpe de azar do Festival de Cannes, todos nós começamos praticamente nossa vida erótica por meio de relações platônicas — cantores, atletas, professores, heróis de romance, modelos…

> Todos nós começamos praticamente nossa vida erótica por meio de relações platônicas – cantores, atletas, professores, heróis de romance, modelos…

A tendência não corre o risco de desacelerar, porque, na era dos fanfics, podemos mergulhar nesses amores ao longo do tempo! E via os jogos de representação, podemos nos tornar objetos inacessíveis de desejo, para melhor gozar do alto do nosso pedestal.

Ficar só nos primeiros suspiros, nem pensar? Não faz mal. Entre as relações platônicas, não somente escolhidas, mas preferidas, citemos as relações BDSM sem penetração, nem contato, os *flirts*, as paixonites sem futuro, ou as aventuras impossíveis no meio profissional. A frustração pode, então, se transformar em aliada, que apimenta o casal sem o ameaçar.

O "orbiting" ou o desejo colocado em órbita

Algumas relações estão, aliás, fadadas ao evitamento de uma sexualidade carnal, e de maneira assumida. É o caso das infidelidades emocionais. Explica-se ainda que, no site de encontros extraconjugais *Gleeden*, quatro entre dez mulheres se contentam voluntariamente com relações virtuais para quebrar a ro-

---

[1] "Enquête Zava: Parcours sexuels et développement de la sexualité" ("Enquete Zava: Percursos sexuais e desenvolvimento da sexualidade"), 2018 (www.zavamed.com/fr/enquete-experiences-parcours-sexuels.html).

tina (mas somente 14% dos homens). Um homem em cada quatro não espera passar ao ato. E um entre cinco se inscreve apenas para conversar.[2]

Essa reabilitação das relações à distância se encaixa na prática do "orbiting", um neologismo que descreve colocar a pessoa desejada em órbita, de quem se segue virtualmente as tribulações, fazendo-se notar como espectador, ou seguindo-a nas redes sociais. Mas sem jamais passar ao contato real.

> "Orbiting", um neologismo que coloca em órbita a pessoa desejada, de quem se segue virtualmente as tribulações.

As relações platônicas podem também ser escolhidas por arrogância ou tédio: 39% dos franceses flertam pelo simples prazer de jogar.[3] E 6% consideram a sedução como lazer (à espera do campeonato mundial?). Uma pessoa entre cinco flerta habitualmente para testar seu poder de sedução, e uma entre dez para afagar o ego, enquanto 22% das pessoas seriam capazes de flertar com alguém que não lhes agrada!

Essa mistura de gêneros se encontra nas relações puramente de amizade entre homens e mulheres: no reino das relações desinteressadas, as zonas de turbulência afloram. Os homens, aliás, têm uma tendência maior de se sentirem atraídos por amigas mulheres do que as mulheres por seus amigos homens.[4]

Enfim, uma parte crescente das nossas vidas sentimentais ou sexuais se esquiva do face a face: não somente encontramos nossos amantes on-line, mas, mesmo quando vamos ao seu encontro, entramos em contato primeiro virtualmente — por isso, começamos a flertar bem antes do primeiro encontro oficial.

---

[2] Ver "Une infidélité virtuelle, une infidélité quand même?" ("Uma infidelidade virtual é ainda uma infidelidade?") (sobre um estudo do instituto Gfk), pressroom.gleeden.com, 5 de abril de 2016 (https://pressroom.gleeden.com/fr/infidelite-virtuelle/).
[3] Enquete realizada por YouGov para Happn, realizada de 22 a 28 de junho de 2018.
[4] April Bleske-Rechek et al., "Benefit or burden? Attraction in cross-sex friendship" ("Benefício ou ônus? Atração na amizade intersexo"), Journal of Social and Personal Relationships, vol. 29, nº 5, agosto de 2012, p.569-565 (www.bleske-rechek.com/April%20Website%20Files/Bleske-Rechek%20 et%20al.%202012%20Benefit%20or%20Burden.pdf).

Quando virtual e real se confundem

Segundo um estudo englobando 1.500 celibatários britânicos, metade dos entrevistados jamais pediu um encontro cara a cara, do mesmo modo que metade jamais terminou com alguém "ao vivo"![5] Esse evitamento das relações IRL (*in real life*) provoca um desmoronamento do que chamamos de relação platônica. Assim, a metade dos estudantes americanos estima que "apegar-se emocionalmente" a alguém constitui infidelidade, assim como ter um crush por alguém. Para mais de um terço, compartilhar segredos já é trair![6]

> Se uma mulher se masturba com uma abobrinha orgânica, enquanto pensa no seu contador, isso é verdadeiramente virtual?

Como tal, assim como abandonamos progressivamente os conceitos de real e virtual, será, em breve, absurdo separar relações platônicas das relações carnais — os dois se interpenetram naturalmente. Se uma mulher se masturba com uma abobrinha orgânica, enquanto pensa no seu contador, isso é verdadeiramente virtual? Bah!

Além disso, reincorporando no campo do desejo "legítimo" todas essas sexualidades paralelas, limitaríamos as frustrações. Quanto mais incorporamos possibilidades platônicas à nossa percepção da sexualidade, mais estendemos nosso terreno de jogo: saímos de uma visão limitante e estreita do que constitui um ato sexual, para lhe dar mais fluidez... e mais parceiros. O platônico e o erótico fazem amor, não a guerra!

---

[5] Ver John Shammas, "Generation Tonder. Half of singletons in Britain have never asked someone on date face to face" ("Geração Tinder. Metade dos solteiros na Grã-Bretanha nunca pediu a ninguém um encontro cara-a-cara"), thesun.co.uk, 24 de outubro de 2017 (www.thesun.co.uk/news/4757569/half-of-singletons-in-britain-have-never-asked-someone-on-date-face-to-face/).

[6] Ver "What is cheating? University of Michigan study looks at how people define infidelity" ("O que é traição? Estudo da Universidade de Michigan investiga como as pessoas definem infidelidade"), huffpost.com, 22 de fevereiro de 2013 (www.huffpost.com/entry/what-is-cheating_n_2743853).

Orgias mortíferas, prazeres freudianos: pequeno guia do esnobismo sexual

Esnobismo: admiração incondicional pelas opiniões consideradas como distintas. Mas, como se poderia ser distinto, isto é, elegante, de bom tom, bem educado, ilustre, fora do comum e eminente — obrigado Larousse... —, quando você é pego de calça arriada? Mas nada é impossível, caro/a/s camaradas. E, se há um domínio em que o esnobismo faz estragos, é no sexo.

Comecemos pelas linhas gerais, as do espírito de contradição. O esnobe sexual não quer fazer nada como todo mundo, porque a massa está sempre errada: assim despreza o papai-mamãe de sábado à tarde, não especialmente o bastante, não subversivo... mas isso é só o começo.

Ser esnobe é odiar amplamente. Como a sexualidade é considerada uma atividade divertida, façamos a sério. Como a maioria escancarada lhe acrescenta um sentimentalismo estúpido, o esnobe fará questão da honra de transar sem paixão — ele gastará montanhas de energia para se entediar.

Como a sexualidade produz vida, ele se debruçará sobre a pulsão de morte, que opera nas sombras — que somente ele é astuto o suficiente para perceber. O elitismo tem seu preço: isolar-se, logo excluir os outros. Nós. Os simplórios.

Teresa D'Ávila, ídolo pornográfico
O esnobe sexual sequer iniciado (o que subentende que nós, outros, apesar de nossos defloramentos e experimentações, não somos iniciados em nada).

Identificamos esse discurso a 800 metros ou 13 cm de distância, pela menção obrigatória do misticismo. Se alguém nos fala sobre Teresa D'Ávila como ídolo pornográfico, o indicador é sério — como um papa. A sexualidade esnobe não faz sentido se não for transcendental, comungante, vetor de ida e volta, não somente em direção ao divino (seria agradável demais), mas também em direção às forças do mal, da destruição, do aniquilamento.

O sexo nos leva de volta ao magma original, à nossa natureza fundamentalmente má e da qual devemos ser salvos. Opera-se, forçosamente, um combate, às vezes, um assassinato de nossos parceiros e de nossa identidade. Não é engraçado? Tanto melhor. Não estamos aí para rir.

O segundo eixo do esnobismo o confirma, pois se trata de uma atração, ousemos a palavra, maníaca, para a psicanálise freudiana. O esnobe dorme sempre com a mãe, mas também com o pai, os ancestrais nativos,[1] o macaco que desceu da árvore, a ameba: ao menos ele tem a coragem de admitir, contrariamente aos simplórios que têm a inconsciência de fornicar de boa vontade.

> O esnobe dorme sempre com a mãe, mas também com o pai, os ancestrais nativos, o macaco que desceu da árvore, a ameba.

O esnobe se compraz com o mal-estar, cinquenta mil tons de cinza. Ele recusa nossos simulacros de satisfação sexual: versão homem, desespera-se diante de um pênis nunca fálico o bastante; versão mulher, desola-se diante da falta de pênis de ET, ou da falta de falo — aceita uma dose de drama? É oferta da casa (mãe, a casa).

Dialetos exóticos

Mas o que seria um esnobe sem sua utilização fina da linguagem? Porque é também aí que a distinção opera: em bom português,[2] poeticamente desusado, aquele de antes da decadência moderna, quando uma xota era uma cona (mas que tocava siririca), tempo delicioso em que se usavam as onze mil varas em vez do membro singular.

Trata-se de saber declamar seu Sacher-Masoch e soletrar seu Pierre Louÿs. Assim iremos a uma orgia e, certamente, não a um livro, para nos entregar aos

---

[1] N.T. No original, 'ancestrais gauleses'.
[2] N.T. No original, 'dans le beau verbe'.

> **Você praticará o shibari em vez de bandagem, será *queer* em vez de bizarro, honrará tanto o *yoni* das meninas quanto o *lingam* dos meninos.**

prazeres, não para transar com pessoas "de qualidade", não com parceiros (estes sendo, como todos sabem, desprovidos de qualidade).

Salpique dialetos exóticos: você praticará o shibari em vez de bandagem, será *queer* em vez de bizarro, honrará tanto o *yoni* das meninas quanto o *lingam* dos meninos (os esnobes não acreditam muito em heterossexualidade).

Além do vocabulário, trabalhe, sem dúvida, as palavras. Comece por dizer que você nunca fala sobre sexo; em seguida, fale sobre ele. Defina-se como sapiossexual; em seguida, explique que toda definição é uma traição. Experimente asserções esotéricas como: "A pornografia tem razão" (também cai bem com iogurte). Explique aos seus convivas que se fala demais, mas que é preciso dizer mesmo assim, o *Zeitgeist* o exige, a palavra conta em triplo.

Artista efêmero uzbeque

No tocante à cultura, o esnobe despreza a internet e assina revistas culturais especializadas tais como *Edwarda*. Ele ama *L'Étrange Festival*[3] e os programas alternativos de cinema, ainda que fosse melhor antes ("Bruce LaBruce mudou terrivelmente").

Ele não perde um único artigo de Agnès Giard ou de Paul Preciado, nem um espetáculo estampado de Marie Chouinard, nem um livro de Catherine Millet ("Ela entendeu tudo"). Repudiou completamente Mapplethorpe ("exposto demais") depois que descobriu numa *pop-up store* em Dakar esse artista efêmero uzbeque que reproduz a Pietà com seus orgasmos, artista, cujo nome se recusa a lhe dizer por que qualquer reconhecimento público alteraria a pureza de seu percurso. De todo modo, o esnobe se define pelo que ele detesta, não pelo que ele admira. Fala mal de tudo. Mesmo dos uzbeques.

Para colocá-lo no contexto, o esnobe maldiz o legado judaico-cristão de A a Z... perdão, de aleph a tav, legado acusado de todas as limitações possíveis e imagináveis, e notadamente da falta de parceiros "de qualidade" constan-

---

[3] Festival de cinema de gênero criado em 1993, realizado todos os anos no Fórum das Imagens de Paris, durante a primeira quinzena de setembro.

temente disponíveis, sob comando, do dedo e do olho (e esnobe prefere o dedo, ainda que tenha lido Bataille).

Ele vive, com efeito, decepcionado com as reticências de seus contemporâneos, que não sabem amar além, que não sabem amar fora do tempo, fora do espaço, no reino do imprevisível — que sabem tão mal amá-lo, ele, que representa na mesma, é preciso reconhecê-lo, um nicho sexual único, especial. É o paradoxo do esnobe: ele não quer ser como ninguém, mas quer que todos sejam como ele. E que o queiram.

> É o paradoxo do esnobe: ele não quer ser como ninguém, mas quer que todos sejam como ele. E que o queiram.

Cordas de cânhamo de importação japonesa

Tendo dado conta da religião, passemos agora um sabão no ópio contemporâneo: o dinheiro. O esnobe tem evidentemente o capitalismo e a ganância como inimigos. Ele abomina os *sextoys* que comodificam o prazer, mas pagou 300 euros por suas cordas de cânhamo de importação japonesa ("o preço da autenticidade").

Está acima das contingências materiais, à condição de que não se lhe sirvam espumantes. É pansexual, desde que seus aspirantes tenham recebido uma educação superior, seja uma educação superior da rua (ele acha os pobres muito sedutores, de resto, durante seus anos de faculdade, morava em um quarto de empregada,[4] muito feliz, economizando iogurtes para comprar HQs de Liberatore e Varenne, quando ainda se sabia desenhar).

Enfim, o esnobe acha desastroso que *Le Monde* tenha cedido às sereias fáceis do capitalismo judaico-cristão e publicado uma crônica consagrada ao esnobismo sexual. É fácil zombar. Afinal, *Le Monde* era melhor antes. O mundo também.

---

[4] N.T. Na França, é comum que, em edifícios antigos, os últimos andares sejam repletos de apartamentos muito pequenos, de não mais que um quarto e um banheiro, onde outrora dormiam os funcionários daqueles que viviam nos outros andares, em apartamentos mais espaçosos e abastados.

Sexualidade: problemas de homens, problemas de mulheres

Sessenta e oito por cento dos franceses estão satisfeitos com sua vida sexual.[1] Vendo pelo lado positivo, essa percentagem "só" deixa para trás 22% de descontentes, aos quais se juntam 10% de espíritos puros que não têm vida sexual alguma. Podemos, contudo, ver o copo como meio vazio: não estamos no terceiro milênio, tempo de todos os prazeres, de todas as overdoses visuais? Nunca partilhamos tão facilmente nossa técnica erótica, dispomos de utensílios sempre renovados para nos tornar desejáveis, somos bombardeados com estratégias para encontrar parceiros adultos e vacinados, estamos a dois cliques de centenas de *sextoys* eficazes, nossa maquinaria biológica é incrivelmente bem adaptada ao prazer... Sob o prisma de um contexto tão favorável, um terço de abandonados é muito. Quem são eles e, quando incomoda, onde coçar?

> Não estamos no terceiro milênio, tempo de todos os prazeres, de todas as overdoses visuais?

Na Inglaterra, um estudo abarcando 5.000 pessoas demonstra que um terço dos entrevistados já tiveram problemas sexuais. Seus interlocutores especializados (sexólogos, terapeutas) relatam um aumento das disfunções físicas (+24%) e das preocupações ligadas ao consumo de pornografia (+47%) — ain-

---

[1] Enquete multi-país sobre a satisfação sexual, Ifop/Mylan, junho de 2013.

da que seja impossível afirmar se é o número de complicações que cresce em escala, ou somente a facilidade com a qual se consulta um especialista.

Quem são os grandes infelizes? Mais os homens do que as mulheres e, nenhuma surpresa, mais as pessoas doentes e os pais — notadamente, os pais de adolescentes. As mulheres se lamentam, essencialmente, de problemas de intimidade emocional e falta de comunicação (com respectivamente 84% e 75% de prevalência). Bem atrás, vêm a fadiga (31%), os traumas antigos (25%), a falta de interesse (23%), os complexos, o stress. É preciso ir até as profundezas da classificação para encontrar os elementos técnicos: o desconhecimento do corpo e do que lhe dá prazer (3,4%), a disfunção sexual (1,9%). Para simplificar, os problemas das mulheres se situam na relação, primeiro, depois na cabeça, depois, só marginalmente, no corpo.

Marte e Vênus?

Dentre os homens, a repartição das insatisfações é bem menos fatiada. A falta de comunicação entre parceiros chega em primeiro lugar, quase empatado com o stress. São citados por dois terços dos terapeutas. A disfunção sexual ocupa a terceira posição (44%): fala-se, essencialmente, de preocupações eréteis (que preocupam um terço dos franceses com mais de 40 anos)[2] e de ejaculações precoces (a título de recordação, é considerado como precoce um gozo incontrolado que se produz, em geral, menos de um minuto depois do começo da relação, ainda que a polícia e os manifestantes não estejam sempre de acordo com a definição exata).

Segundo a Associação Francesa de Urologia, um décimo dos homens sofre dessas ejaculações precoces de forma repetida, e dois terços ocasionalmente. A falta de intimidade emocional (38%) e a fadiga (31%) vêm em seguida na classificação das contrariedades, enquanto a má técnica sexual não é citada em mais do que em 13% dos casos. No fundo das gavetas de prioridades masculinas, encontramos a má imagem do corpo, mencionada por somente 1% dos especialistas.

---

[2] François Giuliano, Marie Chevret-Measson, Anne Tsatsaris, Caroline Reitz, Michel Murino e Patrick Thonneau, "Prevalence of Erectile Dysfunction in France: Results of an Epidemiological Survey of a Representative Sample of 1004 Men" ("Prevalência da Disfunção Erétil em França: Resultados de uma Pesquisa Epidemiológica de uma Amostra Representativa de 1004 Homens"), *Urologia Européia*, vol. 42, nº 4, outubro de 2002, p. 382-389.

> "O maior órgão sexual é o cérebro". Ou, em sua variante especista: "Afinal não somos animais".

Essas cifras britânicas condizem com nossas prioridades nacionais: quando o Ifop pede aos franceses que expliquem os fundamentos necessários para uma vida sexual prazerosa, o bom entendimento entre os parceiros que ocupa, de maneira esmagadora, o topo da pirâmide de respostas (85% dos entrevistados). A boa ereção e a duração da relação sexual são evocadas por menos de 10% dos entrevistados — muito atrás do desejo (73%) e do ambiente (17%). Veja só quem corrobora o bom senso popular, quando afirma que "o maior órgão sexual é o cérebro". Ou, em sua variante especista: "Afinal, não somos animais".

Interrogados sobre os problemas sexuais, os franceses colocam a falta de desejo e as dificuldades em se atingir o orgasmo em primeiro lugar (60% das pessoas envolvidas), à frente dos problemas de ereção (47%) e de ejaculação (38%).

Voltemos agora às nossas questões de gênero: podemos fazer castelos no ar e afirmar que, estatisticamente falando, os homens se focam em suas deficiências físicas, enquanto as mulheres se lamentam, sobretudo, dos problemas de relacionamento? Eles olhariam para seu dedo mindinho, enquanto elas se preocupariam com os sentimentos? Marte e Vênus novamente no horizonte? Uma tal classificação seria, na verdade, fácil demais.

Problemas de todo mundo

Os problemas sexuais são, com efeito, raramente estanques. Para dar um exemplo eloquente, 30% dos ejaculadores precoces relatam uma ansiedade ligada às relações sexuais, 64% se dizem em situação de stress pessoal, 68% perdem confiança em si mesmos... o que deteriora suas relações conjugais em 44% dos casos. A Associação Francesa de Urologia relata ligações entre fobia social, dificuldades de verbalização das emoções e precocidade: o que as palavras não podem mais expressar sairia pelo corpo (ao menos, é uma teoria). Obtemos, literalmente, uma cascata de problemas: podemos imaginar um homem estressado demais para se comunicar, para o qual esse bloqueio se traduz por disfunções eréteis, desencadeando um ciclo vicioso de desengajamento emocional que esgota o casal, motiva complexos e o círculo se fecha.

Outro exemplo saboroso da imbricação entre o físico e o mental nos foi ofertado em 2014 por dois pesquisadores portugueses, que estabeleceram que os homens mais conservadores e os mais machistas eram também aqueles que mais sofriam de disfunções sexuais. O que se pode interpretar de diversas maneiras: quer a natureza põe paus na roda da reprodução dos sexistas (se fosse isso, nós saberíamos), quer os problemas de ereção produzem desprezo ("se eu não endureço é porque ela não vale a pena"), quer, enfim, a falta de respeito por seus parceiros é o melhor meio de travar a máquina do desejo. Não encerraremos hoje esse debate...

> Os homens mais conservadores e os mais machistas eram também aqueles que mais sofriam de disfunções sexuais.

A saúde global está igualmente em jogo: o tabagismo, as doenças, ou a medicação podem criar problemas sexuais, bem como a depressão. Limitando essas questões ao puro genital, só fazemos reativar a tendência ocidental a dividir as anatomias, os gêneros e as psicologias em pedaços. Os problemas sexuais de um terço da população são os problemas de todo mundo, do mesmo modo que os problemas dos homens são os problemas das mulheres: "isso" não acontece só com os outros. Quando nossa cultura sexual não mantém suas promessas, estamos todos no mesmo barco.

Além do sexo "cerebral"

Impossível evitar o fluxo das tendências: a cada seis meses, o mundo do sexo se impinge um novo neologismo. A título de informação, estamos na casa do "*lumbersexual*". Nunca ouviu falar? Ninguém vai jogar a primeira estaca.[1] O lumbersexual é o filho maldito de um lenhador e de um metrossexual[2] (ele é moderno, tem pais gays): um barbudo com camisa quadriculada, mas que não está mais pra lá do que pra cá. A diferença para um *hipster*? Nenhuma ideia.

> O *lumbersexual* é o filho maldito de um lenhador e de um metrossexual: um barbudo com camisa quadriculada, mas que não está mais pra lá do que pra cá.

Há alguns anos, essas tendências podiam nos ocupar por várias semanas (descanse em paz, mulher *cougar*, você não mereceu). Mas os "conceitos" têm agora uma duração de vida miserável. Estamos terrivelmente apáticos. Sem dúvida, porque temos um cérebro e podemos dificilmente nos servir mil vezes do mesmo *buzz*. É agitação demais.

---

[1] N.T. Trocadilho envolvendo a expressão "jogar a primeira pedra" e a palavra em questão, "lumbersexual" (*lumber*, em inglês, significa madeira processada).
[2] N.T. Um metrossexual é um heterossexual que tem interesses similares aos tradicionalmente associados a mulheres e homossexuais.

Mas é justamente isso. Falemos do cérebro e, entre as tendências do ano anterior tão rapidamente esquecidas quanto são criadas, derramemos uma lágrima pelos sapiossexuais. Não são homens pré-históricos, ainda que o retorno da tanguinha tenha pessoalmente me encantado. Os sapiossexuais são pessoas que acham a inteligência atraente a tal ponto que ela ocupa o primeiro lugar em seu imaginário erótico. Então, evidentemente, isso traz uma porção de questões como: você conhece muitas pessoas que preferem a burrice? (As pessoas espornosexuais,[3] talvez?) Com que se parece, exatamente, o sexo sem um cérebro? Quanta cannabis é preciso fumar para se aproximar dele? De qual inteligência estamos falando, sabendo que disso se fazem catálogos inteiros? É preciso passar por testes de QI antes do encontro? O que dizer do senhor brilhante, cultivado, engraçado, mas cujas opiniões nos desagradam profundamente? A inteligência garante a compatibilidade intelectual? Como definir exatamente quais são nossas prioridades em matéria amorosa? Quem pode dizer: é *este* o fundamento do meu desejo?...

A pornografia substituída por Ciência e Vida[4]

O mais engraçado é que durante a curta existência do sapiossexual, o conceito me pareceu seduzir um pacote de internautas — perfeita sincronicidade com o filme *A teoria de tudo*, em que o ex-modelo Eddie Redmayne encarnou um Stephen Hawking em plena degenerescência, mas com um *sex-appeal* incomparável.

Agora imaginemos que isso seja verdade. Imaginemos que uma maioria curta a inteligência antes de tudo (imaginemos que o Tinder não seja o site de encontros mais utilizado do mundo, ou então que selecionemos nosso parceiros com base em sua capacidade de cálculo mental). Chamaríamos filósofos para animar nossas noites eróticas Os adolescentes esconderiam fotos de Sartre e Beauvoir debaixo do travesseiro. As pessoas não sairiam para a boate e, sim, para um seminário universitário. A pornografia seria susbtituída por *Ciência e Vida*. Seria bovinamente bom.[5] Mas admita que não vivemos nesse universo. Além disso, sem querer esconder o riso, um estudo americano mos-

---

[3] N.T. Portmanteau de 'esporte', 'pornô' e 'sexual', designa os homens com aparência semelhante às estrelas do esporte e do pornô, ou atração sexual por esses homens.
[4] N.T. *Science & Vie*, revista mensal francesa de divulgação científica.
[5] N.T. Muito bom.

> Os homens adoram a ideia de uma mulher inteligente, mas param de considerá-las atraentes quando se lhes explica por A+B que elas são mais espertas do que eles.

tra que os homens adoram a ideia de uma mulher inteligente, mas param de considerá-las atraentes quando se lhes explica por A+B que elas são mais espertas do que eles.[6]

Levantemos, então, a lebre: em minha opinião, os sapiossexuais não representam uma atração e, sim, uma reação. Eles encarnam a contraparte atual do desprezo ao carnal. Eles são a milésima ocorrência do desejo racionalizado, higienizado, tornado conveniente pela supremacia do cérebro. Séculos mais tarde, retomamos a luta do corpo contra o espírito, com essa ideia subjacente muito religiosa de que a melhor versão de nós mesmos é a assexuada.

Quando se diz "sapiossexual", pode-se sentir o sopro do "novo reacionário". É impossível afirmar hoje em um espaço público que a sexualidade seja má — ela é popular demais, chique demais... obrigatória demais, também. Mas, na falta dessa opção, pode-se ainda extrair o corpo da sexualidade — com certeza se sujará menos os lençóis. É por isso que, em vez de enfrentar diretamente os *galipettes*, os reaças os drenam com um discurso incrivelmente pernicioso: se fazem passar por *gourmets* absolutos, para não dizer guardiães do templo.

Parar de hierarquizar os prazeres

Ao fazer isso, tentam propagar a ideia de que o sexo é melhor quando ele é puramente cerebral, e o desejo, mais legítimo quando recai sobre a coleção de livros antigos. Você pode reconhecer esses modelos de esnobismo a partir de suas pérolas de sabedoria preferidas, que se assemelham a essas frasezinhas de inspiração "filosófica" que se aninham por toda a internet. Dirão que o sexo é melhor quando se ama. Que o orgasmo acontece no cérebro. Que é preciso deixar que as fantasias acumulem pó. Dirão que os outros (nós) são bestas incultas, enquanto eles têm acesso a prazeres elitistas — estudos superiores

---

[6] Ver Adam Karbowski, Dominik Deja e Mateusz Zawisza, "Perceived female intelligence as economic bad in partner choice" ("Inteligência feminina percebida, como um mal econômico na escolha de parceiro"), *Personality and Individual Differences*, vol. 102, novembro de 2017, p. 217-222 (www.econstor.eu/bitstream/10419/157279/3/manuscript%20revised%20and%20edited2.pdf). Pessoalmente, acho que esse estudo é cheio de defeitos e o cito somente como contrapeso.

Nossos hábitos culturais

obrigatórios, ao que se ajuntam palestras elegantes nas alcovas. Só faltou a peruca empoeirada.

Longe de mim a ideia de reduzir a sexualidade a qualquer coisa puramente física. Além disso, se essas teses reaparecem, em intervalos regulares, é porque interpelam e asseguram: em um mundo ultracarnal, não estamos reduzidos à nossa carne. Ufa!

A não ser que se enfie mesmo o pé na jaca, continua a ser mais arriscado ter um orgasmo puramente cerebral (acontece nos sonhos eróticos) do que com seu corpo (funciona nove de dez vezes para os homens, dois terços do tempo para as mulheres que se masturbam — e, para elas, somente quatro de dez vezes com um parceiro). A priori, uma pessoa com nervos bem ramificados, não muito doente, nem estressada, nem esfomeada, alcançará um gozo, ainda que medíocre, se ela for corretamente manipulada.

> A priori, uma pessoa com nervos bem ramificados, não muito doente, nem estressada, nem esfomeada, alcançará um gozo, ainda que medíocre, se ela for corretamente triturada.

O problema é que não se pode apreciar o sexo em todas as suas possibilidades afirmando, simultaneamente, que o cerebral seria "melhor". Ou, então, que o corpo seria "melhor". A prova mais convincente da importância do cérebro, por parte das atualidades, se encontra no Viagra feminino. Seus idealizadores partiram do princípio de que, com a molécula correta, as mulheres desenvolveriam uma libido sólida. Tudo bem que os resultados clínicos não convenceram ninguém. Mas o fracasso comercial patente (menos de 227 prescrições nas primeiras semanas nos Estados Unidos, contra 600 mil para o Viagra masculino) mostra que não estamos prontos a aceitar que as mulheres sejam apenas corpo. Os homem, tudo bem... mas não as mulheres.

De todo modo, ninguém nos manda decidir: em sexualidade, é queijo ou sobremesa, queijo e sobremesa, sobremesa antes do queijo, nem um, nem outro, e depois sushis cobertos com creme chantilly, se quiser. De resto, posto que evocamos as tendências sexuais, proponho o seguinte para a estação primavera-verão: parar de hierarquizar os prazeres. Quanto ao neologismo associado... bem, deixo que sapiossexuais decidam.

Galipette

Segundo o Larousse, fazer *galipettes* consiste em "rolar sobre si mesmo depois de colocar a cabeça no chão". Como essa atividade terrivelmente hostil aos nossos lombares veio a designar relações sexuais? A associação de ideias é tão mais notável quanto contamina toda a vizinhança semântica: pulamos em nossos parceiros, entregamo-nos a amantes e acrobacias, subimos as cortinas, elevamos as coxas no ar... Esse programa esgotante, potencialmente gerador de fraturas de pênis, nos arrasta em duas direções francamente não vantajosas: a obrigação de performance e a suspeita de travessura.

Não é tão terrível? Tentemos, então, colocar em dia o lado da etimologia! Para começar, continuamos em uma sexualidade esportiva e desprezível: as diferentes origens dialetais da palavra "galipette" oscilam entre a cabriola (*calipette*, no Havre), a corrida frenética (*calipette* também, mas em Nantes), a gula (*gallipia*), ou o mundo dos malandros (*galipauds*). Mas, se voltarmos ao francês arcaico, recaímos no verbo "galar", que significa "ficar de boa, sem preocupações". Se não "galamos" mais massas na hora da produtividade triunfante, guardamos o sentido do *gal*antismo e da ri*gol*ade (brincadeira), da qual nos re*gal*amos, enquanto estupefamos a *gal*eria com nossas festas de *gal*a. Nossas *galipettes* descem, então, as cortinas para cair sobre as patas: bem no mundo dos prazeres preguiçosos. Ufa!

Você é uma pornstar e não sabe?

Pouco antes da virada do milênio, quase todos concordavam em deplorar a explosão de estéticas pornochic na publicidade e na moda. As boutiques Rykiel propuseram seu espaço de *sextoys*. As perfumarias de luxo colocavam estrategicamente seus frascos entre as coxas ou os seios de mulheres sem cabeça. A marca American Apparel contratou atrizes pornô para seus anúncios... O que resta de nossas indignações? Hoje, não grande coisa. Levantamos ainda uma semissobrancelha quando as propagandas parecem inspiradas em um estupro coletivo, a prefeitura de Paris proíbe hoje as publicidades sexistas e discriminatórias... mas se pode ser sexy sem sexismo — e não nos privamos disso.

O combate não foi perdido: abraçamos aquilo que considerávamos o inimigo. A ponto de viver atualmente sob ocupação dos códigos pornográficos. A pornografia é nossa paisagem. Seu imaginário nos contaminou. Como o fazem notar Claudia Attimonelli e Vincenzo Susca, sua onipresença se observa nas "alusões sexuais, performances obscenas e labirintos pornográficos, *sexting, dickpic, twerking à gogo, gastroporn, food porn* e outras práticas de erotização lasciva da comida, tratamentos cosméticos destinados a arredondar cada curva do corpo, designers devotados

> A pornografia é nossa paisagem. Seu imaginário nos contaminou. Nem percebemos mais.

a conferir *sex-appeal* a não importa que forma do mundo, vendedores de todo gênero instruídos na arte da sedução, padres, modelos, rock stars, intelectuais e empreendedores envolvidos em escândalos sexuais... Olhemos em volta: as paredes do pornô caíram".[1]

Seus dias sofrem esse contágio? Aposto que sim, e desde os primeiros gestos matinais. Seu desodorante lhe vende possibilidades sexuais. Sua lingerie, inclusive se você for uma mulher muito jovem, adota as cores, formas, rendas e laços de produções antes consideradas eróticas. Você liga o rádio, ouve de cara um *single* de Booba ("Minha descendência morreu num rolo de papel toalha"), ou de Saez ("Enfia a língua onde cê sabe"), em seguida, lê nos jornais as últimas estatísticas quanto à sexualidade dos adolescentes.

A sexualidade pertencia à noite

Depois de ter instagramado sua torrada de abacate com bacon sob a palavra-chave #orgasmo, você pega o metrô. Nas paredes, uma fileira de pares de nádegas lhe sugere comprar um lava-louças. Você chega ao trabalho, recebe imediatamente um *sexto* da sua cara-metade (que ficou preguiçosa na cama e adora torturá-lo durante a reunião). Depois de ter lhe respondido com uma foto supimpa tirada no banheiro da Cogip, troca algumas imagens olé-olé com seus colegas, o que põe todo mundo de bom humor. Não se esquece do emoji de beringela. Ah, sua chefe passa pelo corredor, rapidamente muda de aba no navegador — uma verdadeira MILF, aquela, autoritária como a gente gosta #madura #sexyboss #dominatrix.

Durante o intervalo para o cigarro, talvez perambule desavergonhadamente por plataformas pornô. Só para sentir o pulso das últimas tendências. Se os outros desperdiçam o seu tempo, por que não você? Esse relatório contábil é enfadonho, "como é também a tendência, curiosamente, para a absorção de certos entorpecentes, como a cocaína, a imersão nos pornoscapes se produz, em geral, entre as 9h e as 17h, ocupando e distorcendo assim o tempo antes controlado do trabalho".[2]

Estamos em pleno dia, seu olhar vagueia, não está produtivo. Antes, a sexualidade pertencia à noite, lembra-se? Não, de fato. Pega mais uma vez o me-

---

[1] Claudia Attimonelli e Vincenzo Susca, *Pornoculture. Voyage au bout de la chair* (*Pornocultura. Viagem ao fim da carne*), Liber, 2017
[2] *Ibid.*

trô, o corpo musculoso e tatuado de um jogador de futebol lhe vende cuecas justas.

Entra bem na hora para sua série de TV: *Masters of Sex, Californication* ou, simplesmente, *Game of Thrones* e seu desfile de curvas voluptuosas? Ainda nem disse boa noite para sua parceira e já cruzou centenas, senão milhares de imagens pornoeróticas... sem que soubesse bem se, no momento de passar à ação, essa acumulação o motiva ou o desmotiva. Talvez reste um velho episódio de *Marseille* para assistir (citação: "Você não acha estranho que se toque o pinto ao falar de Picasso?").

Você está cercado

A menos, claro, que prefira as artes mais esnobes, caso em que ficará extasiado em conhecer a publicação de 121 desenhos ocultos de Rodin,[3] que representam mulheres em plena masturbação. Em se tratando de leitura sem imagens, ofereço-vos *Très intime (Muito íntimo)*, de Solange,[4] que compila testemunhos de mulheres diante de seu desejo — um desejo que subentende justamente a temática de uma rádio-difusão da *France Culture*, "psicologia da sedução"... senão, resta a *France Inter* e seu programa sobre o "sexo no futuro".

No momento de arregaçar as mangas, #kamasutra, você é tomado por uma última dúvida: para as mulheres, estou corretamente depilada, quer dizer, integralmente? No pior dos casos, corremos para aparar a grama. E, para os homens: eu me garanto igual a Rocco, sob perfusão de testosterona? No pior dos casos, correndo, toma-se uma pílula azul.

Ora, veja: da manhã à noite, o pornoerotismo nos acompanha. Há vinte anos, falávamos do pornochic, hoje o *chic* caiu. Habitamos várias camadas simultâneas de estimulação, mesclando o elitista e o vulgar, a alta cultura e *A fazenda das celebridades*.[5] De um modo, ao mesmo tempo, lógico e

> Habitamos várias camadas simultâneas de estimulação, mesclando o elitista e o vulgar, a alta cultura e *A fazenda das celebridades*.

---

[3] Nadine Lheni (dir.), *Rodin. Son musée secret (Rodin. Seu museu secreto)*, Albin Michel/Museu Rodin, 2017.
[4] Payot, 2017.
[5] N.T. *La Ferme Celebrités*, reality-show televisionado na França, entre 2004 e 2010. Uma quinzena de celebridades são isoladas do mundo durante dez semanas, que passam numa fazenda de Visan,

paradoxal, essa invasão dos códigos do pornográfico os torna invisíveis. São como o ar que respiramos. Eles nos condicionam. Mesmo que não seja (ainda) uma *pornstar* sem saber, é forçosamente um consumidor e frequentemente um difusor — um *voyeur*, no mínimo, estrito.

Não é que você seja pornô, o mundo é. E não escapará à saturação se escondendo do mundo: na praça, a estação do amor está apenas começando. Estou lhe dizendo que está cercado.

---

no Vaucluse nas duas primeiras temporadas e na reserva de Zulu Nyala na África do Sul na terceira temporada.

IV

Nossos ideais

O desejo sexual pode prescindir da transgressão?

Ouvimos bastante no início do movimento #metoo e ouvimos ainda: sem transgressão, não há prazer autêntico. Sem pressão, não há sensação. De fato, a exigência de consentimento nos deixa de mãos atadas: ela nos impede de ter o que se quer, de imediato. Esse desafio se traduz por uma erotização ilimitada das assimetrias de poder: o mestre e o pupilo, o adulto e o adolescente, a secretária e o patrão, a dominadora e o submisso, a sogra e o enteado, mas também o válido e o inválido,[1] o branco e o não branco, o rico e o pobre, etc.

Tem-se, como resultado, ambivalências perturbadoras: quando as relações de poder são exercidas na empresa, chama-se assédio; quando se passam na telinha, chama-se fantasia. Quando a liberdade sexual é ameaçada, fazemos um escândalo. Quando sonhamos com a coerção sexual, gritamos de prazer.

> **Quando a liberdade sexual é ameaçada, fazemos um escândalo. Quando sonhamos com a coerção sexual, gritamos de prazer.**

---

[1] N.T. Outrora utilizava-se o termo 'inválido' para designar as pessoas a que hoje nos referimos como 'portadoras de deficiência', 'deficientes físicos', ou 'portadoras de necessidades especiais' (nomenclaturas sempre espinhosas e carregadas de conotações). O termo 'inválido', ainda presente, por exemplo, em nomes de instituições como *Les Invalides*, se baseava na ideia de que pessoas que sofriam de deficiências físicas ou psíquicas tinham, em algum sentido, 'menos valor' do que as outras, em plena posse de suas capacidades normais como indivíduos (daí o termo 'incapazes' ou 'incapacitados', também outrora usado para designá-las).

Para escalar o abismo crescente entre nossos desejos e nossos valores, fingimos que as esferas do político e do imaginário são estanques, que nossos quartos de dormir estão equipados com portas blindadas, e que as fantasias não trazem consequências. Só que isso é falso. As fantasias produzem representações culturais que tornam desejáveis as condições do abuso (tipicamente, James Bond beijando à força suas namoradas).

A arte da negociação

Diante dessas ambivalências, face à culpa que elas provocam, adoraríamos jogar a toalha, como evoca a romancista Claire Richard: "Somos realmente obrigados a politizar tudo? Não decidimos o que nos excita como decidimos o que colocar em um tratado".[2]

No *Libération*, o pensador Paul Preciado coloca a questão de um erotismo igualitário. Seu programa é promissor, ambicioso, transparente: "É preciso modificar o desejo. É preciso aprender a desejar a liberdade sexual. [...] Não há sexualidade sem sombras. Mas não é necessário que a sombra (a desigualdade e a violência) predomine e determine toda a sexualidade".[3]

Nesse contexto, a erotização da dominação não é uma fatalidade. Não estamos geneticamente condenados a querer sermos importunados (para uns), ou a abusar (para outros). A primeira etapa para sair da nossa erótica da transgressão: renunciar à assimilação entre jogo de poder e tensão sexual. De todo modo, se alguém ganha, ou os papéis são predeterminados, então, por definição, não há mais tensão. A negociação, bem mais dinâmica, permite prolongar a incerteza, vê-la constantemente e deliciosamente colocada em jogo. Se James Bond não soubesse onde deveria ir, a cena teria mais suspense.

Saber sexual

A negociação permite ainda colocar a linguagem no coração do jogo sexual, ao contrário de uma dominação que codifica as interações (comandar, suplicar), que ultrapassa as palavras (exceto as *safe words*, essas "palavras-limite"

---

[2] Claire Richard, *Les Chemins du désir (Os caminhos do desejo)*, Seuil, 2019 (também pode ser ouvido em www.arteradio.com/serie/les_chemins_de_desir).
[3] Paul P. Preciado. "Lettre d'un homme trans à l'ancien régime sexuel" ("Carta de um homem trans ao antigo regime sexual"), liberation.fr, 16 janvier 2018 (www.liberation.fr/debats/2018/01/16/lettre-d-un-homme-trans-a-l-ancien-regime-sexuel_1622879).

securizando as interações BDSM: bandagem, dominação, sadomasoquismo), ou que se livra delas integralmente (toma-se sem pedir). Abstrair a linguagem é uma facilidade. Ora, se pudéssemos denominar o sexo, dizer o que nos provoca desejo, precisamente, sem medo de julgamento, então, não precisaríamos de salvo-condutos: poderíamos nos dar esses direitos. As permissões seriam oferecidas e não arrancadas (ou ritualizadas). Para além disso, obter uma permissão explícita permite estender o campo da zona branca, em vez de navegar, às cegas, pela zona cinzenta, rezando para que "isso passe" (sobretudo, porque "isso" nem sempre passa).

> Obter uma permissão explícita permite estender o campo da zona branca, em vez de navegar, às cegas, pela zona cinzenta rezando para que "isso passe".

No mais, a colocação em destaque de erotismos igualitários permitirá responsabilizar os dois parceiros em vez de um só. O que torna os dois parceiros competentes em vez de um só (Pimba! Dose dupla de prazer). Nas fantasias de pigmaleões, de iniciadoras, de mestres dominadores, de negros de pênis grande, de mulheres maduras, ou mesmo de lolitas perversas, o saber sexual é dirigido em uma única direção. Acontecem, portanto, menos coisas.

Em seguida, a igualdade nos emancipa sexualmente ao nos livrar de reflexos de gênero, que induzem certos papéis, certas práticas e certos limites, com polos ativos ou passivos fixos. Para relembrar, a realidade biológica não induz ninguém a ficar de quatro sobre um rolo de feno. Nossa anatomia autoriza uma mulher a fazer um homem gozar acariciando sua próstata com os dedos, permite colocar um pênis na boca de um parceiro ou parceira, permite também gozar com objetos: se obtemos prazer, é certamente porque a "natureza" está pouco ligando para hierarquias.

Carícias em vez de mordidas

Enfim, uma erótica igualitária permitiria parar de associar, de forma irresponsável, o sexo e as emoções desagradáveis, associação que propaga o insuportável clichê que quer que o sexo seja melhor quando faz mal, quando humilha, quando constrange, ou quando causa arrepios (o sexo é melhor quando é melhor: o sexo não é uma pizza que precise de molho picante). Poderíamos, então, redescobrir as formas de prazer que temos a tendência a esquecer: carícias

> **Talvez Daniel Craig dormisse com o inimigo. Talvez ele relaxasse nu na Polinésia, enquanto as *Bond girls* fariam o trabalho.**

em vez de mordidas, conforto em vez de cordas e vendas, massagens em vez de golpes, sexualidade não penetrante em vez de obsessão por orifícios, deslizar em vez de friccionar, confidenciar em vez de guardar informações, etc.

A superação das velhas fantasias nos faria, além disso, recair sobre nossas bases éticas: a complementaridade, em vez de se desenrolar sobre questões anatômicas pênis/vagina, ou questões simbólicas penetrante/penetrado, se tornaria de competências e de fantasias. Em cujo caso, não seria mais nenhum problema ter uma ereção flácida, ou ter tais ou quais órgãos genitais. Poderíamos utilizar nossa energia para coisas mais interessantes do que se perguntar quem está por cima, quem faz o homem, qual o mais grosso.

Recuperaríamos, nessa transição, nosso ideal de fusão sexual: quando a sexualidade é desigual, não se fusiona muita coisa, porque os vencedores e os perdedores não se misturam.

Neste mundo, você não conheceria o cenário do próximo James Bond. Talvez Daniel Craig dormisse com o inimigo. Talvez ele relaxasse nu na Polinésia, enquanto as *Bond girls* fariam o trabalho. Talvez encontrasse o amor em uma *cyborg*. As salas escuras nos surpreenderiam novamente: nos cinemas, assim como em casa.

O homem é um objeto erótico como os outros

O corpo dos homens existe? Quando se ouve alguns deles exigirem das mulheres o impossível (digamos, a juventude eterna), sem se interrogar um segundo sobre seu próprio envelhecimento, ou sobre sua própria aparência, temos o direito de nos fazer a pergunta. Quando se ouve outros se queixarem de uma libido feminina insuficiente, sem nada fazer para estimulá-la, acreditamos sonhar: o desejo feminino seria tão cerebral, tão misterioso, que faria abstração de peitorais em aço? Vá tapear outro!

Aliás, se descolamos o nariz um instante das polêmicas do momento, torna-se impossível negar o tímido desenvolvimento de uma corporeidade masculina. Por exemplo, os homens têm complexos. Segundo estudos da NBC News abarcando mais de 100 mil homens heterossexuais, 5% evitavam as relações sexuais por vergonha de sua aparência, 5% tinham dificuldades para se despir diante do outro, 14% encolhiam a barriga na hora de fazer amor, e 4% escondiam suas partes genitais (nota prática: é tempo de vendar os olhos de suas companheiras e companheiros). Os 4.000 homossexuais interrogados relataram números ainda mais elevados: 20% se esquivavam do sexo, porque se achava moles, e 28% encolhiam a barriga.

Se dois terços dos homens heterossexuais tentam se embelezar por meio de regimes, exercícios ou cirurgia, se 22% entre eles se sentem sob a pressão das mídias… é porque certa mensagem é passada: a beleza conta. E seu reino se estende bem além do aspecto puramente sexual.¹

Se quiser ser desejado, seja desejável

No tocante ao acesso ao prazer sexual, os benefícios de uma bela aparência são inegáveis. Não somos ainda "sapiossexuais" (atraídos unicamente pelo cérebro dos nossos parceiros). Ainda não podemos, de fato, fazer amor por meio de avatares cibernéticos. Sob o risco de contrariar os puros espíritos: a relação carnal exige a presença da carne. Esta será observada, julgada certamente e apreciada, se tudo der certo. Para dizer claramente: se quiser ser desejado, seja desejável. Se não quiser ser desejável, contente-se com a masturbação.

> Se quiser ser desejado, seja desejável. Se não quiser ser desejável, contente-se com a masturbação.

Sob a ótica dessa equação básica, a passividade masculina surpreende. É como se nós redescobríssemos o assunto a cada cinco anos: ah! Ora, bolas, as mulheres têm olhos! As tendências continuam, elas mais ou menos se assemelham, e desaparecem numa preguiçosa indiferença: quem ainda se lembra dos metrossexuais, dos lumbersexuais e outros espornossexuais superinflados?

Os argumentos propostos para se recusarem a se embelezar são inúmeros e de uma má-fé espantosa. Se me permite, vou parti-los em pedaços a machadadas. Já de cara, o estereótipo de mulheres "não visuais" é inválido pelos testes de imagiologia cerebral desde os tempos de Matusalém. Se os homens querem continuar a acreditar que sua aparência não interessa às mulheres, eles estão enfiando o dedo no olho — ou melhor, no olho das mulheres (e isso são maus tratos). Na década de 1980, ainda podia se safar com o argumento Gainsbourg. Hoje, não mais. A propósito, se você é Gainsbourg, levante o dedo.

Segundo ponto: toda estetização constituiria uma feminização. Já em 1669, um poeta anônimo zombava de um homem da corte que, "metamorfoseando seu corpo e sua alma para se tornar um homem belo, tornou-se uma mulher".²

---

[1] O ensaio incontornável sobre a questão se intitula *Le poids des apparences* (*O peso das aparências*), de Jean-François Amadieu, lançado pelas Éditions Odile Jacob em 2002.
[2] Citado em Francis Dupuis-Déri, *La Crise de la masculinité. Autopsie d'un mythe tenace* (*A Crise da masculinidade. Autópsia de um mito tenaz*). Éditions du remue-ménage, 2017.

Esse argumento funcionaria, se a beleza fosse excludente: mais precisamente, se a beleza das mulheres tomasse o lugar da beleza dos homens (porque, como todos sabem, ela surge em quantidade limitada, como cotas). Esse postulado absurdo é acompanhado por um menosprezo pelas preocupações femininas: comportar-se como uma mulher, como todos sabem, é uma vergonha.

Solidariedade masculina

O que nos leva ao terceiro ponto: o homem interessado na existência, digamos, de pentes, é um belo de um estúpido. Ele seria um traidor de seu gênero. Uma certa solidariedade masculina formula o seguinte cálculo: se nenhum homem se embeleza, então, idealmente, o acesso à sexualidade é igualitário, e se opera por meio do mérito (intelectual, é claro).

Embelezar-se constituiria uma forma de trapaça — e, não, como se poderia imaginar, uma forma de compensação, diante das desigualdades de nascença (a verdadeira trapaça continua a ser, evidentemente, a loteria genética que nos faz belos, medíocres ou feios, e que uma maestria dos códigos estéticos permite justamente subverter). Para evitar essa forma de competição, os homens tradicionais intimidam os estetas. A coragem mais elementar consiste em recusar essa intimidação.

> Se nenhum homem se embeleza, então, idealmente, o acesso à sexualidade é igualitário e se opera por meio do mérito (intelectual, é claro).

Quarto ponto, faltam-nos parâmetros culturais claros. Admito que a transmissão pai-filho se limite frequentemente a não cortar a jugular diante do primeiro pelo brotado no queixo. Entretanto, as revistas masculinas e outros *coaches* em sedução dão muito bons conselhos nesse plano. Interessar-se pelo que contam esses *experts* vale mais do que perguntar às mulheres (como é, em geral, o caso) "o que se deve fazer". As mulheres não perguntam constantemente aos homens como se embelezar: suas competências pertencem a uma cultura da qual elas são responsáveis e que elas fazem que evolua.

Quinto argumento, os cânones de beleza atuais seriam inatingíveis. De fato, o corpo hollywoodiano movido a esteroides está agora oficialmente fora do alcance dos mortais... mas também daqueles que colocam brilhantes à sua volta (as próprias estrelas são as primeiras a dizer que o treino para encarnar James Bond ou o Capitão Uzbek não é sustentável a longo prazo). Esse argumento se sustentaria em um universo paralelo, onde a beleza demandada aos homens fosse "perfeita, senão nada". Mas, ninguém exige dos homens que eles sejam perfeitos. Somente que façam um esforço — e, se eles se recusam a fazê-lo, que deixem de se queixar.

O cânone existe

Enfim, a beleza masculina não existiria. Nesse paradigma, o desejo só é possível, porque o masculino e o feminino são diferentes, ou melhor, opostos — toma essa na cara, LBTQs (lésbicas, gays, bissexuais, trans, queers): se as mulheres são belas (uma generalização, no mínimo, curiosa), então, os homens não podem ser. Àqueles que pensam que a beleza teria um gênero, lembremos que os atletas gregos concorriam nus, e que se organizavam, à época, concursos de beleza masculina, de virilidade e de aparência, tanto para crianças, quanto adolescentes, adultos e velhos.[3] Mais próximo de nós, os homens, na França, têm usado drapeados, vestidos, maquiagens, perucas, cabelos longos e saltos há séculos.

> Não falamos aqui de uma deliciosa inocência masculina, mas de preguiça, arrogância e menosprezo pelo desejo das mulheres.

Ah e, evidentemente, não vai se safar argumentando que "a beleza está nos olhos de quem vê", ou de que não seja "quantificável": múltiplos estudos demonstraram que, quando se trata de reconhecer os rostos mais atraentes, somos consideravelmente coerentes. Não somente o cânone existe, como ele nos coloca de acordo.

A outra coisa que nos coloca de acordo, hoje em dia, é que as mulheres estão fartas de serem culpadas por sua suposta falta de desejo, sem que os homens (tudo bem, alguns homens) se interroguem sobre sua responsabilidade pessoal. Não falamos aqui de uma deliciosa inocência masculina, mas de preguiça, arrogância e menosprezo pelo desejo das mulheres. Quer prazeres carnais? Substituamos a denegação do corpo pelo corpo da delícia.

---

[3] Ver Florence Gherchanoc, *Concours de beauté et beauté du corps en Grèce ancienne. Discours et pratiques (Concursos de beleza e beleza do corpo na Grécia antiga. Discursos e práticas),* Ausonius, 2016.

Eros

Na capa da edição de 2019 do calendário dos "Deuses do estádio", o jogador de rugby Clément Daguin posa como Eros. Um bebê com peitorais hiperinsuflados, enquadrado com asas majestosas, parece pronto a nos atravessar com suas flechas. Vêm, em seguida, Príapo, Zeus, Atlas, e outros Poseidon: no panteão das plásticas impecáveis, a mitologia grega nos dá o constrangimento da escolha.

Por que começar por Eros? Porque ele é, de fato, uma das cinco divindades primordiais. Saído do Caos, encarna o amor e a potência criadora. Ao menos a princípio. Porque seu reino se modificou ao longo dos avanços da filosofia — assim o Eros de Platão não é o Eros cristão, agostiniano ou freudiano. A mesma coisa nas representações pictóricas: andrógino, a princípio, ele se transforma em jovem éfebo, em criança, em anjo.

Desposando o espírito do tempo, Eros se metamorfoseia. Em nossos dias, falamos livremente de "erotismo", uma categoria em tendência, símbolo de bom gosto, constantemente oposta a uma pornografia tornada intragável. Busca elitista de excitação contra brutos tamancos explícitos: a hierarquia está instalada, não se misturam panos de prato com guardanapos. Exceto que... essa definição trai a mitologia grega. O Eros das origens não é, na verdade, o deus do desejo: e, sim, seu irmão-gêmeo, Himeros, o arauto dos prazeres carnais. Um Himeros riscado do mapa das divindades pela ascensão dos monoteístas. Essa confusão diz muito sobre nossa sexualização do amor. Ou sobre nossa necessidade de justificar romanticamente nossos elãs sexuais!

Em todo caso, poderá, a partir de agora, brilhar diante de seu jornaleiro: "Poderia me dar o calendário homoerótico do rugby, aquele com o loirinho sexy na capa?"

Desconstruir o masoquismo feminino

Mesmo correndo o risco de escavar o coração da nossa mais desconcertante intimidade, iniciemos, sem demora, as hostilidades: entre dois debates sobre o caráter natural do masoquismo (situado, lembrando, entre o gene da máscara e o cromossomo do aspirador), onde raios está o masoquismo masculino fundamental? Esse masoquismo está de tal modo onipresente que esquecemos de mencioná-lo e, às vezes, de pensá-lo.

Comparemos, como prova, a aprendizagem das identidades de gênero: uma jovem cresce ao aceitar certas dores (as regras, a primeira relação concebida como inevitavelmente punível), mas também muitos pequenos prazeres (narcisismo, massagens, devaneios românticos, ócio, confeitos coloridos...).

O rapaz, durante esse tempo, é amestrado a reprimir seus sentimentos, a tolerar as humilhações e, frequentemente, os golpes. Ele aprende durante o serviço militar a obedecer às autoridades mais arbitrárias, a esfregar as privadas com escova de dentes, a fazer uma sucessão de flexões sob uma torrente de insultos — melhor ainda, ele aprende a gostar disso, a encontrar aí uma glorificação de sua pessoa.

Encontra-se a versão contemporânea desse masoquismo masculino em sua turma de pré-vestibular[1] mais próxima, mas também junto àqueles que se

---

[1] N.T. No original, 'classe de sixième'.

matam de trabalhar, ou que suspiram sob os halteres antes de explodir a cabeça a golpes de Coca-Cola com rum na discoteca. Ser homem machuca, senão como provar sua coragem?

"Não é possível, eu devo gostar disso..."

Na cama, com certeza, nem pensar em masoquismo masculino! Prazer, apenas prazer, e sem dentes, senhorita (ao menos, publicamente)! Que as coisas fiquem claras: só as mulheres gostam de dor.

Comecemos, então, por uma observação simples: quem se beneficia de tal afirmação? Resposta: aqueles que machucam — voluntariamente ou por incompetência. Convém, quando um especialista vem apresentar o masoquismo feminino como uma evidência, perguntar-se se seu interesse é puramente intelectual. Pois uma mulher que gosta de sofrer dispensa seu parceiro de todas essas obrigações desalentadoras, tão reacionárias que são: a atenção ao consentimento do outro, o cuidado, o conforto, a comunicação, o ajuste das técnicas sexuais empregadas e, pior ainda, o questionamento de si mesmo (credo!).

> Uma mulher maso é menos irritante. Ela exige menos manutenção. Ela não aborrece ninguém com suas carências e seus nervos.

As mulheres tomam consciência disso cedo demais: reivindicar-se como "um pouco" masoquista faz subir na escala de desejo. Para dizer vulgarmente, uma mulher maso é menos irritante. Ela exige menos manutenção. Ela não aborrece ninguém com suas carências e seus nervos. Ela vai fechar a boca durante uma relação anal malfeita. De onde uma cultura feminina que flerta com os *bad boys* (esses que dão murros) e que favoriza a transmissão de clichês, por exemplo, gracejos agridoces: "Não é possível, devo gostar disso..."

Se esse é um exemplo emblemático dessa tensão, nós o reencontramos no sucesso da franquia de *Cinquenta tons de cinza*, escrito por uma mulher e lido principalmente por mulheres. Num artigo apaixonante, a jornalista Lili Loofbourow regressou às contradições dos amantes modernos:[2] como justificar, em plena recuperação feminista, as dores e aborrecimentos da sexualidade banal, ao mesmo tempo em que se reivindica a mulher liberada? Não somente seria

---

[2] Lili Loofbourow, "Fifty Shades and the secret compromises of women" ("Cinquenta tons e as concessões secretas das mulheres"). *The Week*, 20 de fevereiro de 2018 (https://theweek.com/articles/754626/fifty-shades-secret-compromises-women).

preciso se aceitar como vítima, mas, no mesmo movimento, fazer do outro um monstro que nos fere.

O aliado favorito do capitalismo

Por outro lado, se o parceiro tem consciência da nossa dor e a sublima num jogo erótico, a dissonância cognitiva desaparece. Podemos manter a sexualidade sem renegociar, sem correr o risco de ser abandonado, e sem menosprezar a si mesmo por ter abandonado seus princípios. Nosso orgulho se volta contra nós. Para citar Lili Loofbourow, "você deve afirmar que quer (essa dor) para não ser julgada porque não a aceita".

(Pequena observação: evidentemente, você não é obrigada a aceitar. A outra saída consiste em recompor sua sexualidade, o que só é possível com parceiros bem dispostos e com competências sexuais — dois elementos que nossa cultura não garante.)

Voltemos, agora, às fontes desse masoquismo feminino. Os monoteísmos assentaram sólidas fundações, evidentemente. Freud o teorizou, certamente. Mas o "êxtase" das mulheres era erotizado muito antes do surgimento da psicanálise. Além disso, o masoquismo encontrou um aliado favorito no capitalismo.

> O sofrimento é agradável (pense em seus "momentos de descontração" arrancando pelos pubianos, nas "delícias" da couve-flor cozida, no "conforto" dos saltos altos).

Como o notam Barbara Ehrenreich e Deirdre English, passamos de uma feminilidade (e de uma maternidade) sacrificial para um mundo de superconsumo, que utiliza o hedonismo como argumento comercial.[3] Como vender às mulheres objetos ligados à beleza, à sedução, aos prazeres da sexualidade, ao mesmo tempo em que se conserva essa base cultural? Como conciliar uma identidade de sofrimento em busca do prazer? Bem, martelando que o sofrimento é agradável (pense em seus "momentos de descontração" arrancando pelos pubianos, nas "delícias" da couve-flor cozida, no "conforto" dos saltos altos).

---

[3] Barbara Ehrenreich e Deirdre English, *For Her Own Good. Two Centuries of the Experts Advice to Women* (*Para seu próprio bem. Dois séculos de conselhos de especialistas para mulheres*), Anchor Books, 2ª ed. 2005.

Em caso de isso não ser suficiente, os *experts* autoproclamados não se contentam em afirmar que as mulheres gostam do que lhes faz mal: eles acrescentam que elas têm necessidade disso (alguns desses *experts* estão ainda em atividade e também publicam livros).

Um notável truque de magia

Além do aspecto perfeitamente irresponsável e cruel de tais afirmações, o masoquismo feminino encoraja a ideia de que as mulheres são loucas (misteriosas, histéricas) — outro clichê vivaz. A suposta evidência de uma patologia mental congênita mina os fundamentos da emancipação feminina: se somos loucos, por que levar nossas reivindicações a sério?

Por um notável truque de mágica, as mulheres que contestam a feminilidade sacrificial são igualmente tratadas como loucas — pelos antifeministas, por carência de argumentos, mas também pelos psicólogos mais retrógrados, que veem nessa revolta uma tentativa de apropriação dos caracteres masculinos. Resumamos: uma verdadeira mulher é louca (ao menos suas escolhas sexuais revelam uma estrutura paradoxal e ilógica), mas uma mulher que renuncia a essa sexualidade irracional, ela mesma é irracional. Prático, não?

Poderíamos rir, se essa questão não implicasse nenhuma consequência direta sobre nosso cotidiano. Infelizmente, a cultura do estupro se nutre da ideia de que as mulheres "acabam gostando disso". Esta semana, enquanto o *L'Équipe*[4] trazia uma manchete sobre a agressão à ex-companheira de um jogador de futebol, podíamos ler nos comentários do Twitter as chacotas de internautas acusando a vítima de ter continuado com ele, apesar das surras. Subentendido: ou essa mulher amava o dinheiro mais do que sua própria segurança, ou gostava de apanhar.

> Uma cultura que encoraja e propaga os piores clichês, por preguiça intelectual, por cinismo, e por um sexismo que não se dá sequer ao trabalho de disfarçar.

O fato é que o recurso às fantasias masoquistas, por parte de algumas mulheres (não todas), constitui uma escolha racional diante de uma cultura que trata a dor feminina com indiferença ("Tu procriarás na dor, e depois será semelhante em tuas menstruações e penetrações, arrume a casa, coragem, bei-

---

[4] N.T. Jornal quotidiano esportivo francês.

jo") — uma cultura que encoraja e propaga os piores clichês, por preguiça intelectual, por cinismo e por um sexismo que não se dá sequer ao trabalho de disfarçar. Se as mulheres devem ser masoquistas, é para que os homens possam se satisfazer. Por mais quanto tempo?

Sexualidade: para acabar com a norma ativo/passivo

A tivos, passivos: por que nosso vocabulário sexual se assemelha a finanças? Como é que "receber" implica uma passividade, enquanto na escola se exige que os aprendizes recebam ativamente o saber ministrado pelos seus professores? "Façamos amor", sinônimo de "Vou fazer amor com você". Bizarro, não?

Bom. Correndo o risco de demolir alguns milênios de visão falocêntrica da sexualidade: penetrar um/a parceiro/a não é uma posição mais ativa do que receber dentro do seu corpo um pênis (ou um dedo, ou um *sextoy*, ou uma banana da terra).

Nesse sentido, na "receptividade" não falta complexidade. Conforme sua sensibilidade, pode-se perceber a penetração como de um órgão de 13 cm, ou de uma pessoa de 1m83cm de altura. O que é que entra em nós, precisamente? Corpos cavernosos recobertos por uma membrana de látex, sentimentos, a rotina, uma possível gravidez? Percebe-se a penetração como algo que vai "ficar" ("a semente é um detrito que mancha eternamente seus destinatários"), ou como um estado puramente transitório ("Se isso se chama vaivém, então, isso se vai")?

> Conforme sua sensibilidade, pode-se perceber a penetração como a de um órgão de 13 cm ou de uma pessoa de 1m83cm de altura.

A pessoa que irá receber reconhece e gera seus sinais de excitação e de lubrificação (na maioria das vezes, é ela que se ocupa do lubrificante). Se essa pessoa for uma mulher, ela é, em geral, encarregada da contracepção. Durante a fase de intromissão, ele/ela controla seus músculos vaginais ou retais. Durante a penetração, ele/ela pode modificar sua posição para limitar ou aumentar a profundidade dos movimentos, ele/ela utiliza técnicas para facilitar o prazer (masturbando-se, alinhando seu clítoris sobre a base do pênis, etc.). Com um períneo funcional, pode-se acelerar ou desacelerar os orgasmos.

Essa pessoa "passiva" controla suas fantasias, sua concentração, sua eventual estimulação. Ela verbaliza, sugere e comunica. Ela participa dos beijos, carícias, estimulações das zonas erógenas primárias ou secundárias, sobre seu corpo ou o corpo de seus parceiros... ó e, claro, ele/ela regula o nível de vibração do seu *sextoy*!

Essas competências são numerosas, cruciais… e completamente esquecidas pelo imaginário coletivo. Só as reconhecemos no caso de práticas percebidas como extremas: o boquete e o *fist-fucking*. Mesmo no caso de uma prática estatisticamente dolorosa como a sodomia heterossexual (72% das mulheres sentem dor),[1] persiste-se em colocar no homem essa responsabilidade… enquanto às mulheres aconselha-se "descontrair" (com conselhos como esses, ninguém precisa de inimigos).

"Deixar-se levar", conselho-canivete

Quanto a isso, receber uma sodomia exige, ao menos, tanto conhecimento quanto dá-la — sem mesmo falar da importância da autoexploração e da experiência, além da combinação com uma estimulação clitoriana (excita e distrai), a musculatura entra em jogo. O esfíncter anal externo pode se controlar: além de relaxar e tensionar, podemos empurrá-lo para facilitar uma penetração (a ligação com a defecação nos impede de falar com simplicidade — en-

---

[1] Ver Debby Herbenick, Vanessa Schick, Stephanie A. Sanders, Michael Reece e J. Dennis Fortenberry, "Pain experienced during vaginal and anal intercourse with other-sex partners: findings from a nationally representative probability study in the United States" ("Dor experienciada durante a relação vaginal e anal com parceiros de outro sexo: descobertas de um estudo de probabilidades nacionalmente representativo nos Estados Unidos"), *The Journal of Sex Medicine*, vol. 12, n° 4, abril de 2015, p. 1040-1051.

tretanto, da mesma forma que as mãos podem tocar piano e regar figos, a zona anal é multitarefa).

(Diga-se de passagem, esse conselho que consiste em "deixar-se levar" faz papel de canivete para desqualificar os problemas das mulheres. Quer se fale de relações vaginais, de carga mental ou de anorgasmia: quando alguém lhe pede que pense "menos", mais vale refletir duas vezes.)

Certamente, penetrar com um pênis demanda igualmente competência (obter e manter a ereção, perceber qual a intensidade e profundidade são desejáveis, colocar um preservativo, retirar com elegância, etc.). Mas, possuir um pênis, ou uma banana da terra não exige *mais* saberes, esses órgãos não são *mais* complexos, a responsabilidade sexual não lhe soa *naturalmente* (embora, no caso da banana da terra, os saberes sobre a cozinha *creole* possam se revelar úteis).

Sustentar que algumas pessoas sejam passivas não é mais do que um meio (grosseiro) de se arrogar o direito de dispor de seus corpos. Estamos no terceiro milênio. Isso não é aceitável.

É mais do que hora de estabelecer uma coerência entre nossas ações, nosso vocabulário e nosso sistema de representações: o simples fato de falar em "parceiros" implica uma cooperação. Tanto melhor, porque é exatamente dessa maneira que podemos propor uma alternativa para as relações de dominação que constituem o alicerce de nossa cultura sexual (nem toda penetração constitui uma dominação: é um pênis, não um martelo, muito menos uma férula papal).

Se a cooperação substituísse o esquema penetrante/penetrado, dominante/dominado, ativo/passivo, duas das frustrações mais correntemente difundidas entre os homens desapareceriam: as parceiras inertes qualificadas como "estrelas do mar" e o sentimento de dever sistematicamente tomar a iniciativa (sentimento justificado, pois, efetivamente, 44% das mulheres nunca tomam, senão muito raramente, a iniciativa nas relações sexuais).[2]

Além disso, dispondo de um sistema mental que lhes permita desenvolver suas competências, as pessoas "receptoras" melhorariam sua experiência sexual. Porque se as supostas pessoas passivas (e supostos passivos) reconhecessem

---

[2] Ver "Sexualité: de quoi les Françaises ont-elles vraiment envie?" ("Sexualidade: o que as francesas realmente querem?"), enquete Ipsos para *Psychologies Magazine*, abril de 2014 (www.ipsos.com/fr-fr/sexualite-de-quoi-les-francaises-ont-elles-vraiment-envie).

> Basta atravessar a rua para encontrar um serviço, e dominar seu períneo para suportar um amante desastrado.

o controle que exercem sobre sua receptividade sexual, então, elas/eles teriam os meios de tornar as relações menos dolorosas. E não é coisa pouca quando se sabe que 30% das mulheres sentem dor durante a primeira relação vaginal.[3]

"Partilha de competências"

Certamente, os problemas médicos existem, os parceiros mais rudes existem. Não se trata de oprimir as pessoas sofredoras a golpes de resiliência barata ("Basta atravessar a rua para encontrar um serviço, e dominar seu períneo para suportar um amante desastrado"). Mas o que quer que digam os partidários da *omertà* sexual, a transmissão de conhecimentos e o sentimento de se ter influência sobre seu ambiente não pode fazer mal (jamais).

E, sobretudo, psicologicamente, essa "partilha de competências" muda tudo. Enquanto mulher, a atribuição à passividade é incompatível com meu caráter, minha dignidade e, evidentemente, minha libido. De que adianta investir em sua vida sexual, se ela será relegada a um segundo plano? Se nosso vocabulário me separa da minha criatividade, da minha emancipação, da minha participação? (As estrelas do mar desabrochadas tem toda a minha boa vontade, mas, pessoalmente, prefiro me ver como uma barracuda, ou um tubarão branco.)

> As estrelas do mar desabrochadas tem toda a minha boa vontade, mas, pessoalmente, prefiro me ver como uma barracuda, ou um tubarão branco.

Sejamos, portanto, claros como a água do mar. Só existem duas situações em que uma pessoa pode ser qualificada como passiva: quando está inconsciente, ou quando está morta. Você notará que tanto em um caso quanto no outro, a qualificação de "parceiro" se torna berrante. A passividade não é uma questão de anatomia: todo parceiro, sendo por definição ativo, a passividade sexual não existe.

---

[3] Debby Herbenick, Vanessa Schick…, *op. cit.*

Pulsões, vontades, desejos: nós temos mesmo necessidade de sexo?

"**Q**uero sexo": a frase é simples, as implicações são complicadas. Queremos um alívio físico, uma aventura, uma distração, carinho, esquecer das preocupações, sentir-nos desejados? Nossas sexualidades contemporâneas fazem um papel de canivete emocional: é uma sorte, mas essa diversidade de abordagens nos torna, às vezes, insensíveis às nuances do nosso desejo.

As coisas se tornam complexas ainda mais quando se tenta fazer do apetite sexual um denominador comum: "Todo mundo quer sexo". Bem, na verdade, não. À minha esquerda, os assexuais e as pessoas que sofrem de transtornos de excitação sexual. À minha direita, as vítimas de compulsão sexual, de hiperssexualidade, de síndrome de excitação genital persistente, ou mesmo de priapismo. E, no meio, uma regra nunca realmente definida.

O desejo, mais do que nunca, é complicado — diante de si mesmo, dos outros, das regras, somos desiguais. Às vezes, mesmo nosso corpo nos escapa: como explica a educadora sexual Emily Nagoski, pode haver uma discordância entre o que expressam nossos órgãos sexuais, do que temos consciência e do que temos vontade, intelectualmente falando.[1] As mulheres

---

[1] Ver Emily Nagoski, "The truth about unwanted arousal" ("A verdade sobre a excitação indesejada"), conferência TEDtalk, 2018 (www..youtube.com/watch?v=L-q-tSHo9Ho).

> Pode haver uma discordância entre o que expressam nossos órgãos sexuais, do que temos consciência e do que temos vontade, intelectualmente falando.

têm a tendência de conhecer mais frequentemente esse tipo de desconexão alto/baixo: até mesmo porque o posicionamento anatômico de seu sexo não autoriza *feedback* visual; em seguida, porque o desejo feminino é tradicionalmente reprimido e essa repressão é interiorizada. A pessoa se torna literalmente surda para si mesma... mas sem masturbação.

Enquanto falamos do desejo sexual como de um fluxo mais ou menos constante, a maioria passa por fases em que não tem desejo sexual, não tem consciência de ter desejo sexual, não tem nenhum desejo de se reproduzir, tem desejo por alguém sem que as partes sexuais estejam envolvidas, ou tem ereções (do pênis, do clítoris, dos seios) de forma aparentemente arbitrária.

Sem desejo, tudo desmorona

Por mais caótico que seja, esse desejo é socialmente marcado. Por muito tempo tido como algo mau, foi reabilitado pela nossa cultura. E instrumentalizado. Um corpo que deseja é um corpo que funciona, em um casal que funciona. Sem desejo, tudo desmorona. O que nos impulsiona em direção à obrigação de resultados: os "winners" têm uma libido sólida, mas não invasiva, que se expressa com elegância, e que é paga em troca. Toda falta o propulsiona ao segundo círculo do Inferno de Dante, reservado aos pecadores carnais (dito isso, você estará muito bem acompanhado, com Páris, Cleópatra e Tristão).

Essa injunção se traduz pela maneira como falamos sobre o desejo. Algumas palavras relativizam, outras naturalizam, outras nos colocam sob pressão. E, posto que o sexo é político, posto que existe uma economia do desejo, nem todas implicam o mesmo projeto de vida em sociedade.

Se nos parece completamente natural falar em pulsão sexual, lembremos que Freud pegou a palavra emprestada do mundo da tecnologia (do latim *pulsio*, "ação de impulsionar"). Ela evoca o instinto animal, selvagem, incontrolável: ele que é empregado para legitimar a persistência dos estupros e do tráfico humano. A mesma lógica naturalizante se expressa quando se fala de crime passional ou de pânico homossexual: "Não sou eu, é a pulsão."

Nossos ideais

A necessidade fisiológica induz, por sua vez, uma necessidade lógica.[2] Segundo nosso bom e velho dicionário, estar em necessidade é fazer diante de uma falta permanente e *intolerável*. A ideia de pressão física aparece quando se trata de "fazer suas necessidades". Aqui temos mais uma escolha de vocabulário que dramatiza os problemas e, no caso do abuso, pode transformar culpados em vítimas.

A libido é um termo psicanalítico que entrou no vocabulário corrente. Ela designa a energia sexual global no seio da qual a pulsão existe. Hoje, ela comunica antes de tudo o nível de excitação médio de um indivíduo (para dizer em poucas palavras, entre a pulsão e a libido existe a mesma diferença do que entre um pênis em ereção e outro em repouso).

O desejo traduz a profunda aspiração pelo outro, de quem se espera que responda ao prazer sexual (se possível). Estamos aí no mundo de expectativa, de desejo. O campo do desejo é relacional. Ele se estende da ternura à violência.

Se a vontade[3] parece intercambiável com o desejo, ela, por muito tempo, teve má reputação: a *invidia* latina é malevolência, o ciúme, certa hostilidade. Essa versão tradicionalmente egoísta do desejo é suavizada em sua acepção moderna: mais simpática, mais ligeira.

> Recordemos, fisiologicamente, o que se produz quando nossas "pulsões" são contrariadas: nada. Absolutamente nada.

Então, pulsão ou desejo? Elã vindo das nossas entranhas, ou da contemplação do ser amado? Recordemos fisiologicamente o que se produz quando nossas "pulsões" são contrariadas: nada. Absolutamente nada. Algumas comunidades de abstinentes voluntários ficariam mesmo extáticas em nos explicar que conservar a energia sexual (como no taoísmo) aumenta nossas capacidades físicas, reforça nossa concentração, realça o sabor dos espaguetes e torna nossa pele brilhante (acredito no que diz).

Claro, pode-se sentir frustração, mas, uma vez mais, atenção ao delimitar seus contornos. Pode-se sentir frustrado ao ver um milionário desfilar em seu

---

[2] N.T. No original, "le besoin induit pour sa part une nécessité".
[3] N.T. Em francês, *envie*.

iate, mas ninguém tem necessidade de iates. E não se tem necessidade de sexo. Quando seu parceiro o seduz, é sempre um luxo!

Boas intenções, resultados perigosos

Falar sobre necessidade é acrescentar uma carga sexual às que já existem — fazer-se desejável, tomar a iniciativa, renovar seu repertório, etc. É permitir que alguns masculinistas (ou manipuladores) choraminguem o ardor de suas "pulsões", para melhor arrancar, por pena, relações sexuais. Pior ainda: é pôr mais lenha na fogueira daqueles que associam os crimes sexuais da Igreja ao voto de castidade dos padres (os quais retirem, além do mais, uma legitimidade moral de sua continência, já que controlar suas "necessidades" é mostrar que se está acima das baixas considerações carnais: portanto, falar de desejo sexual como de uma emoção irrepreensível é dar um poder perfeitamente anormal àqueles que venham a reprimi-lo).

> Os esfomeados não teriam o direito de roubar comida, mas os frustrados seriam parcialmente desculpados se assediam, agridem ou violam?

Mesma lógica quando se emprega o termo "privação sexual": nossas intenções podem até ser boas, mas levam a um resultado perigoso. Com efeito, se somos incompletos sem sexo, podemos ameaçar a integridade dos outros para recuperar a nossa. Essa tolerância à ideia de pulsão sexual revela, mais ainda, curiosas normas de geometria variável: os esfomeados não teriam o direito de roubar comida, mas os frustrados seriam parcialmente desculpados se assediam, agridem ou violam?

Mesmo na declaração dos direitos sexuais, publicada pela *World Association for Sexual Health*, em parte alguma está escrito que temos necessidades ou pulsões. Está, portanto, mais do que na hora de corrigir nossa linguagem. A necessidade é puramente física e pessoal, a vontade é voltada para o outro. Se tiver necessidades, masturbe-se. Se tiver vontades, proponha com gentileza. Com aquela reboladinha que lhe agrada.

Por um direito mínimo a gozar ?

Estranhamente, os políticos raramente são interpelados sobre questões puramente sexuais. Muito embora a pornografia, a educação, ou as violências nos cativem, ninguém pede aos candidatos que esclareçam sua posição quanto à TVA[1] sobre os vibromassageadores. Estamos na categoria de direitos das mulheres, ou na ala da criminalidade. É uma pena, porque, na cama, se desenrolam representações fundamentais da dignidade.

O direito ao alívio sexual aparece regularmente na mídia. Seja de modo aberto, quando alguns deficientes[2] os reivindicam. Seja de modo dissimulado, quando se ouve em debates sobre a prostituição de que é necessário que os clientes se descarreguem em algum lugar. Ou quando se subentende que o estupro é uma reposta à privação sexual — um conceito, diga-se de passagem, jamais quantificado: em que momento o pouco é muito pouco?

Ficção política

Uma vez que o sucesso sexual faz parte do ponto cego da lista de queixas contemporânea, embarquemos hoje num exercício de ficção política.

---

[1] N.T. *Taxe sur la valeur ajoutée,* imposto indireto sobre o consumo, equivalente ao IVA (imposto sobre valor arrecadado) no Brasil.
[2] N.T. A discussão sobre que termo usar para designar esse grupo em português é ampla. Em francês o termo usado é *handicapé*, do inglês *handicapped*.

Digamos que determinássemos um mínimo sexual. Não é tão absurdo. A Declaração Universal dos Direitos do Homem (sim, a ONU diz ainda do "homem") não garante unicamente as necessidade vitais. O artigo 24 lhe dá, por exemplo, o direito ao lazer. Você tem o direito, pelo artigo 27, de "gozar das artes", o que se traduz, na prática, por permissão em alto nível de se arrastar o dia todo na cama para assistir a uma maratona de séries de televisão.

> Se o sexo é um cuidado, então, a sociedade poderia garanti-lo. Quem seria o beneficiário do mínimo sexual?

Você tem o direito à saúde e ao bem-estar, e nada impede que a sexualidade faça um dia parte desses direitos. Os benefícios são enormes. Se o papai-mamãe não é indispensável, ele permite reafirmar a conexão emocional com seus parceiros, lutar contra a solidão, prevenir os problemas cardiovasculares, manter longe a dor e a enxaqueca... e, mais simplesmente, fazer bem a si mesmo, dar-se uma atenção salutar. Se o sexo é um cuidado, então, a sociedade poderia garanti-lo.

Quem seria o beneficiário do mínimo sexual? Todos aqueles que carecem de prática e aos quais essa falta é nociva (você tem o direito de se recusar a usar seus direitos, ou de se incomodar com alguns deles).

Dois orgasmos por mês

A França tem dezoito milhões de celibatários, dos quais, cinco milhões são viúvos. Digamos que todos os deficientes graves, mentais ou físicos, sejam celibatários, digamos que todas as pessoas que vivam como casais tenham relações sexuais (o que seria a boa nova do ano, mas sejamos otimistas), e que a metade dos celibatários, tenham vontade de cuidado sexual (acredite ou não, alguns preferem palavras cruzadas). Temos nove milhões de celibatários, ou seja, 13,5% da população total, ou 18% da população adulta.

Qual seria esse mínimo sexual? Em que momento é razoável, legalmente, a satisfação? Sabemos que o Estado não pode garantir o Peru[3] e que o rendimento de solidariedade ativa[4] está às migalhas: proponho, então, dois orgasmos por mês.

---

[3] N.T. Antigamente, o Peru oferecia uma reserva imensa de riquezas, como ouro, prata, chumbo e outras pedras preciosas. Daí ser usado, em francês, como metonímia para estas riquezas.
[4] N.T. Em francês, *revenu de solidarité active (RSA)*, prestação social francesa destinada a garantir aos seus beneficiários uma renda mínima, tendo, em contrapartida, a obrigação de buscar um emprego, ou de definir e seguir um projeto profissional visando a melhorar sua situação financeira.

Nossos ideais

Se cada alívio precisa de uma meia hora (o tempo de dizer bom dia, de se despir e de proceder às grandes manobras), estamos intimados a encontrar nove milhões de horas em algum lugar. Se os assistentes sexuais trabalham 35 horas, levando em conta as folgas remuneradas e os deslocamentos até os beneficiários, são necessárias 140 mil pessoas disponíveis a todo momento.

> É preciso beijar os pacientes, acariciá-los, perguntar por sua família, ou somente fazê-los gozar o mais rapidamente possível, como se fossem uma vaca leiteira?

Questão seguinte: o que cobre exatamente a satisfação sexual? Ela implica igualmente um reconhecimento emocional, ou limita-se ao orgasmo nu e cru? É preciso beijar os pacientes, acariciá-los, perguntar sobre sua família, ou somente fazê-los gozar o mais rapidamente possível, como se fossem uma vaca leiteira?

Quantidade e qualidade de afeição a fornecer

Se falamos em termos de dignidade, alguns entre nós estimarão que um cuidado mecânico é por fim degradante, enquanto os cartesianos afirmarão que o cuidado médico não tem necessidade dessas frivolidades. Em todo caso, se fosse preciso que o bem-estar seja emocional além de sexual, seria necessário ainda definir a quantidade e a qualidade da afeição a ser fornecida. Envolve olhares, palavras e gestos? Os assistentes sexuais enviariam *sextos*?

É preciso ainda definir que atos sexuais serão assumidos pela comunidade. Seria uma simples masturbação? O cliente pode requerer formas mais elaboradas de alívio — em cujo caso seria necessário, talvez, para simplificar as coisas, colocar em relação casais cuidador-cuidado compatíveis?

O que dizer das orientações como fetichismo, zoofilia ou sadomasoquismo? Poderiam ser usados *sextoys*, vibradores, vaginas de borracha? E se o paciente for atingido por demência, como ter certeza de seu consentimento?

Claro, os cuidadores poderão negociar, caso a caso. O que leva à questão de seu recrutamento. Estamos falando de cursos de enfermagem, de cuidadores? Deveríamos antes usar a população já formada de trabalhadores sexuais, que poderiam, ao mesmo tempo, legalizar sua atividade e comercializar sua *expertise*?

Uma lógica que nos escapa

Sabendo que os salários dos cuidadores são raramente mirabolantes, a questão que se coloca é a de saber quem irá querer fazer esse trabalho. Por hora, os trabalhos manuais (sem jogos de palavras) são dirigidos às populações mais carentes: acrescentaríamos aqui a essa carência o estigma social ligado à prostituição e à sexualidade em geral (uma sociedade que trata mal seus trabalhadores sexuais acaba forçosamente por pagar a conta).

Os desempregados intimados a colocar a mão na massa poderiam potencialmente descer ainda mais na escala social, vendo-se excluídos de sua comunidade familiar, social ou religiosa. Pode-se dificilmente exigir que 40.000 pessoas elevem à dignidade nove milhões de seres humanos ao mesmo tempo em que perdem a sua.

> Nossos desejos são nebulosos demais, nossos prazeres, específicos demais. Nossas fantasias não se administram.

Enfim, se a satisfação sexual se tornasse um direito e ninguém, realmente ninguém, quisesse se candidatar voluntariamente, só teríamos duas opções: o recurso à imigração, em cujo caso a França se tornaria uma nação cafetina, ou o serviço comunitário obrigatório — cada cidadão dando vinte minutos de seu tempo mensal. Inimaginável.

O que esse exercício de perspectiva nos mostra é menos nossa necessidade de um mínimo sexual (que ninguém defende seriamente) do que nossa procrastinação em tornar a sexualidade cômoda.

Podemos vislumbrar o direito à moradia, ao salário mínimo, aos domingos diante da televisão, mas a logística da satisfação sexual nos escapa. Nossos desejos são nebulosos demais, nossos prazeres, específicos demais. Nossas fantasias não se administram. Boa nova: agora que a crise de valores nos assombra, resta-nos uma coisa sagrada na política — o sexo.

Hétero, cisgênero e monógamo: quem sonha ainda em ser "normal"?

Quem ainda quer ser "normal"? Não os jovens. 20% dos *Millenials* americanos (entre 18 e 34 anos) se definem como LGBTQ.[1] Mesmos toques de sino na Inglaterra, onde 43% dos jovens entre 18 e 24 anos se veem como estritamente heterossexuais.[2] Guardemos nosso ceticismo: essa evolução não provém de um sobressalto hormonal, ou de uma moda (por quanto tempo vamos usar o argumento "moda" no momento em que uma mudança social nos desagrada?). Não se trata nem mesmo necessariamente de uma contestação sólida das normas. Objetivamente, a etiqueta hétero cisgênero monogâmico não nos faz mais sonhar. Rígida demais, hierática demais! Suas práticas sexuais perdem seu poder de adesão. Então, o tempo da autocrítica chegou? Certamente.

Não é inexato que a sexualidade "trad" tenha suas falhas: culpa (das mulheres em particular), gosto pelo secreto, atração/repulsão pelos órgãos geni-

---

[1] Ver Glaad, *Accelerating Acceptance 2017. A Harris Poll Survey of Americans' acceptance of LGBTQ people (Aceitação em Aceleração 2017. Uma Pesquisa Harris Poll da aceitação dos americanos das pessoas LGBTQ)* (www.glaad.org/files/aa/2017_GLAAD_Accelerating_Acceptance.pdf).
[2] Ver Will Dahigreen e Anna-Elizabeth Shakespeare. "1 in 2 young people say they are not 100% heterosexual" ("1 a cada 2 jovens dizem que não são 100% heterossexuais"), yougov.com.uk, 16 de agosto de 2015. (https://yougov.co.uk/topics/lifestyle/articles-reports/2015/08/16/half-young-not-heterosexual).

tais... e uma amplitude de práticas reduzida como a pele de Onagro de Balzac. O script psicossexual "normal" não conhece mais do que cinco práticas: beijos, carícias, boquete, cunilíngua, penetração vaginal (declinada em quatro posições populares: papai-mamãe, de quatro, amazona, de ladinho). Todo o resto é do domínio do excepcional (uma massagem erótica no Dia dos Namorados), ou do suspeito (penetrações anais em homens ou mulheres, jogos de representação de papéis, fantasias, uso de substâncias ou acessórios, *fist-fucking*, BDSM, tantra, *nipple play*, masturbações levadas a sério, a lista é maior do que uma baguete francesa tradicional).

> Objetivamente, a etiqueta hétero-cisgênero-monogâmico não nos faz mais sonhar. Rígida demais, hierática demais!

Não só essa sexualidade "normal" se focaliza no genital, mas ela é terrivelmente arrogante. Assim ouvimos regularmente pessoas se deleitarem com um erotismo que consiste em colocar excrescências em orifícios, e vangloriarem os méritos da liberdade sexual. O ridículo não mata: desacoplou-se a sexualidade da intenção reprodutiva, tudo isso enquanto se preservava como incontestável Graal a única prática que permite a reprodução (sob seus aplausos).

Ainda hoje, a penetração vaginal reina como mestra incontestável, e nem sempre cômoda, sobre nossas vidas sexuais. Ela marca cada etapa importante da nossa trajetória, da defloração à noite de núpcias, da validação de uma aventura ("fizemos") às orgias libertinas ("fizemos, e plenamente"), do discurso amoroso ("depois das preliminares, fizemos"), à primeira brocha ("não pude fazer"). Cá estamos face exatamente ao mesmo ato, repetido ao longo de uma vida inteira, com todos os parceiros — um interesse monomaníaco por uma prática que, ainda por cima, não é particularmente eficaz (um terço das mulheres não têm habitualmente orgasmos, contra 5% dos homens[3] — e entre as mulheres que os têm, a adição de um estímulo manual e/ou de uma cunilíngua é a melhor maneira de se atingir o gozo).

---

[3] David A. Frederick, H. Kate St. John, Justin R. Garcia e Elisabeth A. Lloyd, "Differences in Orgasm Frequency Among Gay, Lesbian, Bisexual, and Heterosexual Men and Women in a U.S. National Sample" (Diferenças na frequência de orgasmos entre homens e mulheres gays, lésbicas, bissexuais e heterossexuais numa amostra nacional nos Estados Unidos"), *Archives of Sexual Behavior*, vol. 47, nº 1, janeiro de 2018.

Sexualidade formato selo postal

No campo do desejo, as coisas não são muito melhores, já que o imaginário heterossexual esquece de erotizar metade da população. O corpo dos homens? Que corpo dos homens? À minha esquerda, os portadores de antolhos ("as mulheres são naturalmente mais desejáveis"); à minha direita, os fatalistas ("os homens jamais se tornarão mais desejáveis, eles perderiam sua virilidade"). Neste ínterim, resulta metade do desejo a menos.

Enfim, as formas de renovação atualmente propostas carecem de imaginação: em lugar de explodir as molduras da penetração, aceleram (o "pequeno golpe rapidamente dado"), tornam-na menos pessoal (trocando-se uns por outros), suprimem certos problemas emocionais (dormindo com desconhecidos, ou sem sentimento)... em suma, uma repetição do mesmo. Mudar os parceiros, sem mudar as práticas? Morde-se o próprio rabo.

Você me dirá: e por que não, se passar a vida inteira colocando pênis em vaginas deixa as pessoas felizes? Estou absolutamente de acordo. Só

> Uma sexualidade menos obsessiva repetitiva emerge. Ela explora, ela se apalpa (é um bom começo), ela roça o *queer* sem o fagocitar.

que isso não deixa as pessoas felizes, ao menos não a longo prazo... ora, a monogamia sonha a longo prazo. Se o sistema funcionasse de verdade, os sexólogos, psicólogos, vendedores de lingeries peludas, *experts* em relações extraconjugais e advogados milionários especializados em divórcio ficariam sem trabalho. Seus clientes não são imbecis, nem perdedores. Estão simplesmente travados em uma sexualidade com formato de selo postal, imóvel, idêntica da primeira relação à última, exceto por dois ou três detalhes. Exatamente como se estivéssemos condenados a comer as mesmas fritas na cantina todos os dias, com maionese no Natal em vez de ketchup.

Essa ausência de coragem é estrutural? Se você for hétero, cisgênero, em casal monogâmico, está condenado à desintegração do prazer e ao aborrecimento? Não, de forma alguma. Os legados existem: eles podem também ser examinados, gentilmente recusados e acompanhados até o vestiário. Uma sexualidade menos obsessiva repetitiva emerge. Ela explora, ela se apalpa (é um bom começo), ela roça o *queer* sem o fagocitar (de fato, qualificar de "bizarro" quando se é majoritário seria aberrante, e diluiria a força política do conceito).

Não caiamos na exceção que confirma a regra

Poderíamos, por outro lado, falar em influência *queer*: um casal fiel (que não procure fazer bebês de imediato) pode renunciar à penetração obrigatória, ou pode descorrelacioná-la do corpo das mulheres. Ele pode não mais pensar mais em termos de penetração. Ele pode se sentir bem em seus gêneros, mas ter-se livrado dos comportamentos que lhes são associados. Ele aceita que se possa estar em situação de receptividade, sem estar em posição de passividade, ou que se possa penetrar sendo dominado. Ele sabe que os homens são penetráveis pela boca, pelo ânus e pelo pênis (sob o risco de girar a faca na ferida), e apresentam, então, o mesmo potencial de receptividade que as mulheres. Ele considera as partes genitais como uma simples opção erótica, e para de separar os corpos em pedaços hierarquizados. Ele retira a relação de sua temporalidade puramente carnal. E, como a lista seria infinitamente longa, vamos direto ao mais importante: esse casal hétero-cisgênero-monógamo-um-pouco-queer-mas-não-trad adopta práticas não scriptadas no cotidiano, e não as reserva de forma alguma só para momentos excepcionais.

> Uma sexualidade fluida não consiste em andar ao lado da autoestrada seguindo o sentido do tráfego, ou em "acabar" na autoestrada.

Porque, caso contrário, isso seria uma hipocrisia. Todo mundo já tentou, ao menos uma vez, sair da coreografia confortável do sexo "como na TV". O problema não se situa em uma ausência de midiatização das práticas alternativas — elas são de livre e espontânea vontade destrinchadas publicamente — mas, em sua apresentação como pimentas, escapadas ou gratificações especiais. Caímos, então, na exceção que confirma a regra: pequenos curativos úteis quando o tédio se torna visível demais, mas devolvidos ao congelador após o uso. Ora, se a experimentação só serve para recuar para valores seguros, não somente se caminha como turista num safári, mas dá-se a si mesmo boa consciência ao se gabar por ter transgredido seu conforto... mas sem ter mudado de paradigma. Essa evitação de todo questionamento não engana a nova geração.

Uma sexualidade fluida não consiste em andar ao lado da autoestrada seguindo o sentido do tráfego, ou em "acabar" na autoestrada. Senão, efetivamente, podemos nos rir dessa pusilanimidade — justo retorno do pêndulo, dada a amplitude da condescendência de que sobrecarregamos os mais jovens. Então, tudo "já aconteceu"? As práticas, talvez, mas não as pessoas. É difícil de entender?

Em defesa do "bom sexo", aquele que nos faz realmente bem

Zona proibida, zona limite, zona cinzenta: no reinado pós-Weinstein,[1] as metáforas se seguem e se assemelham. A zona branca, a zona de conforto poderíamos dizer, continua a ser a grande omissa em nossos debates sobre o consentimento: de fato, com que se parece o "bom" sexo? É o quê, a sexualidade consensual — incontestável?

Antes de rebater a questão com uma raquete no estilo Federer[2] ("o bom sexo é quando as pessoas estão contentes"), vamos colocá-la de forma séria. Um artigo de opinião muito popular publicado no *The Week* analisa assim nossas representações altamente estilizadas do "mau" sexo:[3] os homens se aborrecem... e as mulheres se machucam. A zona branca masculina se define pela ocorrência de um orgasmo. A zona branca feminina consiste em não sentir desconforto físico ou emocional. Ora, se persistimos em utilizar as mesmas palavras para evocar realidades tão diferentes, continuamos no mal-entendido.

A zona branca conta com um sólido pacote de detratores. Basta observar o que os anti-#metoo associam à zona cinzenta (do galantismo aos nus de Egon Schiele, desculpe-me um pouco) para desenhar, em cruz, uma sexualidade

---

[1] N.T. Celebridade e criminoso sexual americano.
[2] N.T. Roger Federer, jogador de tênis profissional, outrora número um do mundo.
[3] Lili Loofbourow, "The female price of male pleasure" ("O preço feminino do prazer masculino"), *The Week*, 25 de janeiro de 2018 (https://theweek.com/articles/749978/female-price-male-pleasure).

branca "sem": sem grande história (Balthus, *O rapto das sabinas*), nem pequenas histórias (pessoais). Uma zona branca sem audácia nem excentricidades, sem embaraço, sem humor, sem objetos sexuais e sem vadias, e como é preciso soltar aqui esta palavra: sem liberdade. Puritana. Reacionária. Paternalista.

Evidentemente, digamos assim, ainda preferimos voltar a jogar Mikado. Mas voltemos um instante à Terra. A sexualidade é sempre enquadrada, o que quer que se diga a seu respeito. As orgias têm seu *dress-code*. O gozo tem seus mecanismos. A Verdadeira Grande Escorregada nos faria acabar na prisão. Podemos muito bem sonhar com uma sexualidade como espaço de absoluta liberdade (encorajados que somos pelo contexto da nossa descoberta dos prazeres carnais: estatisticamente, perdemos nossa virgindade entre a direção acompanhada[4] e o direito de voto), mas a biologia, a sociabilidade e a lei estreitam seriamente o campo de possibilidades. Não somos todo-poderosos. Idealmente, passado nosso quinto aniversário, deveríamos desejar que fôssemos.

> Puritana. Reacionária. Paternalista. Evidentemente, digamos assim, preferimos ainda voltar a jogar Mikado.

A zona branca é engraçada, rica, regozijante

Esse princípio de realidade esbarra em um erotismo *Made in France* arquiesnobe, defendido pelas elites culturais que catam suas referências menos no *backroom*[5] do que na biblioteca. Esse erotismo pouco se importa com nossas zonas brancas. Ele carrega uma subversão tão mais brutal quanto segue confinada em nosso imaginário. Nenhuma pessoa física é maltratada — se Sade tivesse efetivamente violado e esquartejado criancinhas em espetos, não há dúvida de que nossa celebração de seu talento perderia a força (as sevícias infligidas por Sade sobre as mulheres adultas, por outro lado, passam como uma carta nos Correios).

Recomecemos: nosso erotismo repousa sobre referências ficcionais elitistas. Ora, qual é a ficção preferida das pessoas superprotegidas? A tomada de risco. Sobre o que se fantasia em um ambiente de códigos sociais pesados? Sobre a

---

[4] N.T. Na França, é permitido dirigir um carro a partir dos 15 anos desde que acompanhado por um adulto habilitado, satisfeitas algumas condições adicionais.
[5] N.T. Cômodo existente no fundo de alguns bares ou boates (frequentemente em boates gays), onde se pode ter relações sexuais anônimas.

Nossos ideais

escorregada. Desejamos o que nos escapa. De onde a alucinante violência das grandes burguesias, fantasiando o estupro (e por que não?), dando do alto de seu hotel particular lições de coragem aos usuários do metrô. Mesma dinâmica entre os homens, gritando à aniquilação de uma sexualidade deliciosamente perigosa e escorregadia: um homem nunca está em perigo durante uma relação sexual, exceto se um urso esfomeado passar pelo cantinho (é raro na linha 13).[6]

A zona branca seria para os gansos brancos: o papai-mamãe de sábado à tarde. Previsível, banal, tedioso. Sério? O que dizer da confiança e do diálogo permitindo senão a tomada de risco, ao menos escapadas eróticas? O que resta do BDSM sem a delimitação de um acordo? A lista é longa das práticas que correm melhor quando tudo corre bem: a sodomia, a troca de casais, a libertinagem... e, certamente, o papai-mamãe de sábado à tarde. Poderíamos aliás propor uma equação prática: quanto mais uma fantasia repousa em elementos "cinzentos" (dor, medo, culpa, humilhação, constrangimento), mais seus contornos serão definidos... ou, melhor dizendo, contratados (não por purismo, mas por instinto de sobrevivência).

Uma enorme empreitada pós-Weinstein consistirá, aliás, em reerotizar a zona branca. Pois, por quanto tempo vão nos vender as mesmas fantasias de aspereza, palavras grosseiras, abusos diversos? De tanto atravessar a zona cinzenta, já não a conhecemos de cor? A sobrevalorização dessas temáticas não mascara uma infinita repetição das mesmas coisas? Menosprezar a ternura é um luxo para elites mimadas. Ao se considerar o consentimento como tedioso, atinge-se o contrassenso total. A zona branca é engraçada, rica, regozijante. Ela merece todo o seu lugar nos cânones do erotismo — um reequilíbrio necessário e que poderia, diga-se de passagem, permitir às artes e às letras renovar seu repertório.

> A zona branca é engraçada, rica, regozijante. Ela merece todo o seu lugar nos cânones do erotismo.

Zona cinzenta, a miséria

Dispomos para isso de ferramentas interessantes: o movimento *sex-positive*, claro, mas também nossa própria imaginação. Por que não recolocar no centro

---

[6] N.T. Linha 13, a mais longa do metrô de Paris.

do jogo as possibilidades eróticas que não fazem mal a ninguém, e permitem falar a mesma língua? As carícias, massagens, cócegas, os jogos de textura e de calor, de provocações e de sopro. A reabilitação das práticas que não a da penetração. A conversa mais que o silêncio. Elogio mais que humilhação. A aceitação da integridade física mais do que sua separação em órgãos. O cuidado de sua individualidade radical mais do que sua dissolução no sexo do grupo que nos condena a permanecermos desconhecidos. O *love-sex* mais que o *hate-sex* ou o *dirty-talking*. O olho e outros sentidos mais do que a câmera. A atenção mais do que a relação apressada. A descoberta em profundidade mais do que a acumulação de golpes numa tarde. A reinvenção de si pelo outro, a celebração das dinâmicas de casal — fazer amor de mil maneiras diferentes com a mesma pessoa mais do que fazer amor da mesma maneira com mil "parceiros".

Estimar as vulnerabilidades em vez de explorá-las. Celebrar as diferenças individuais em vez de limitar seu desejo a critérios estreitos. Erotizar os homens. Honrar seu corpo em vez de o instrumentalizar. Devolver o título de nobreza a uma arrogância muito sã: não, sinto muito, ninguém tem o direito de me machucar, de me importunar. Ninguém tem o direito de escorregar sobre meu corpo sob os aplausos do público.

A zona cinzenta menospreza o sexo conjugal, consentido, baunilha — ela gostaria de se segregar absolutamente do povo, e tanto pior se é necessário para isso amputar a sexualidade de sua capacidade de conforto, de ligação e de reparação. A zona branca não menospreza nada da pessoa: ela só existe no respeito a seus camaradas de estrada. A zona cinzenta aprisiona na solidão, a zona branca permite uma verdadeira relação. A zona cinzenta é uma forma de masturbação: por que não? Mas não venha fingir que as outras opções sejam menos excitantes. Isso seria o cúmulo. Zona cinzenta, a miséria.

Apimentar

A sexualidade é um prato insosso? É preciso acreditar que sim, tanto as mídias insistem em nos vender o prazer-molho-picante — ¡caliente! Contrariamente às suas especiarias de cozinha, cujas variantes se contam às dúzias, o tempero sexual aparece em formato único: a pimenta caiena (30.000 a 50.000 na escala de Scoville, dez vezes mais encorpada do que a de Espelette). Subentendido, para que algo seja *sexy*, é preciso que esquente e, eventualmente, que faça um pouco de mal. Ninguém vende sexo sabor alho, cebolinha, menos ainda verbena-camomila... Duas exceções: a baunilha (que designa a sexualidade aborrecida) e o gengibre, aclamado afrodisíaco, às vezes, utilizado em jogos sexuais francamente nada banais (o *figging*).

Temperar a vida sexual se reduz, então, a apimentá-la. A culpa é de um imaginário que se serve de todas as prateleiras do erotismo: perigo, calor, exotismo — *sea, sex, sun & Tabasco!*[7] Não falamos em esquentar os sentidos ou abrasá-los? Os literatos apreciarão a metáfora da boca, que permite enfileirar os subentendidos, enquanto se continua tendo bom gosto, enquanto a psicologia evolucionária considera a cor vermelha como intrinsecamente sexual, evocando o sangue e os órgãos inchados de desejo. Uma associação não desprovida de bom senso, porque as pimentas carregadas provocam salivação e estimulação das mucosas (mencionemos, na mesma, seu efeito laxante, um acidente é fácil de acontecer). Os mais audaciosos reservarão, contudo, seu pote de harissa aos seus tahines frango-pera em vez de às suas partes íntimas: não se está protegido contra queimaduras. O que não impediu uma veterinária dinamarquesa de apresentar, em 1998, uma patente de creme genital com pimenta. Estranhamente, não encontrado nas farmácias.

---

[7] N.T. mar, sexo, sol e Tabasco.

O cibersexo não terá lugar

Melhorar nosso potencial físico e mental, vencer, talvez um dia, a morte: o sonho trans-humanista nunca pareceu tão próximo. Ele começa assim que pomos os óculos... ou um preservativo. O aumento do potencial sexual se esconde por trás do nosso fascínio pelos afrodisíacos e pelas drogas, oculta-se sob nossas inúmeras pílulas, nossos tratamentos hormonais, nossas redesignações de gênero, camufla-se sob nossos melhoradores de desejo, como maquiagem, cirurgia, esse jeans que o/a deixa com um traseiro formidável. Acrescentemos, certamente, os *sex-toys*, que nos ajudam a obter sensações, literalmente, inumanas: as mulheres podem fazer surgir nelas um pênis, quanto ao orgasmo produzido por um vibrador, ele simplesmente não existe na natureza (exceto em dias de terremoto).

Nossa cultura, nossos filmes, nossos romances se apaixonam pela trajetória sexual que está por vir: não se repete, que, sem o atrativo da pornografia, a internet não teria explodido? Não se afirma que os maiores progressos tecnológicos se operam no campo da guerra ou do sexo? Na década de 1990, nos prometeram *collants* carregados com eletrodos, relações banhadas numa matriz orgásmica, carros voadores. Ainda não se viu aparecer nada disso, mas os inventores estão dando duro (apaixonados, certamente, porém bem conscientes do potencial comercial em jogo). Para onde estamos indo?

Falta de imaginação

Quando se imagina uma reformulação da nossa sexualidade, a maioria se contenta com um serviço mínimo, fundado sobre as três mesmas ideias: acrescentar orifícios às mulheres (e/ou deixá-los mais estreitos), obter ereções mais performáticas, desfrutar de orgasmos mais intensos. Uma primeira observação salta aos olhos: trata-se sempre de penetração, nunca se colocando em questão a ordem sexual. Impressionante essa revolução...

> Já que é preciso falar de orifícios, em vez de nos transformar em queijos suíços eróticos, por que não melhorar estes dos quais dispomos?

As opções são, entretanto, vastas. No quesito proteção, poderíamos esquecer as camadas físicas, para nos concentrar nos tratamentos ou vacinas, ou melhor ainda, na seleção genética. Já que é preciso falar de orifícios, em vez de nos transformar em queijos suíços eróticos (fartamo-nos com três orifícios nas mulheres: iríamos nos fartar tão rapidamente quanto de doze ou quarenta), por que não melhorar estes dos quais dispomos? Não somente a vagina poderia produzir sua lubrificação sob demanda, mas também o ânus e a boca, o que otimizaria nossa penetrabilidade. Possivelmente, com escolhas de sabores, odores e temperaturas. Veremos, em breve, surgirem próteses destinadas a melhorar o boquete:[1] o *sextoy* somos nós.

No campo do prazer, é inútil concentrar tudo sobre os órgãos genitais quando poderíamos ter um corpo inteiro dedicado ao prazer — imagine que tivéssemos a mesma sensibilidade no corpo inteiro como na glande ou no clítoris, e que pudéssemos nos ativar com um clique. Imagine outros sentidos além dos cinco atuais. Imagine uma atração física ampliada, por meio da manipulação do DNA ou da transformação. Melhor ainda: com a realidade virtual, poderíamos remapear nossa aparência, nos holografimicar.

> Nosso envelope carnal, mesmo dotado de exoesqueleto, será sempre limitado demais com relação à nossa imaginação.

Dito isso, por que focar o corpo? Nosso envelope carnal, mesmo dotado de exoesqueleto, será sempre limitado demais em relação à nossa imaginação. Nossa última ferramenta sexual não deve-

---

[1] Se você está curioso, a coisa se parece com uma dentadura. Codinome: Fellatio Modification Project.

ria ser o cérebro? Poderíamos conectar nossas fantasias e nossas emoções quer às dos nossos parceiros (para sentir o que ele ou ela sente), quer a uma base de dados erótica mundial. Drogas sintéticas poderiam nos ajudar a desenvolver uma empatia absoluta: a fusão sexual, em primeiro grau.

Retorno ao real

Então, está sonhando com isso? Assina essa autorização?... Não? Voltemos, então, à Terra, e mais precisamente ao purgatório (rejeições, ereções flácidas, anorgasmia, cavalos, vacas, porcos).[2] Apesar do nosso interesse declarado pelas possibilidades futuras, o real é campo de encarniçada resistência ao aprimoramento sexual. Repugna-se a aprendê-lo. Negamos a ele o aspecto técnico. Ironicamente, numerosos recursos citados acima já existem, exceto que não os praticamos. A realidade virtual luta para decolar. Transa-se, indubitavelmente, pouco para cada jogo de videogame interposto.

Raros são os homens que usam as cirurgias de alongamento ou de alargamento do pênis (o procedimento cosmético mais difundido continua a ser o de aumento de mamas, seguido da lipoaspiração). No campo das injeções destinadas a fechar a vagina, espera-se ainda a maré baixa. Exibimos nossos smartphones, mas deixamos nossos *sextoys* escondidos em nossas gavetas. O preservativo? Livramo-nos dele na primeira ocasião.

Além do lado material, temos já orifícios de que não nos servimos (especialmente aqueles que estão nos homens). Subutilizamos os cinco sentidos. Estamos longe, muito longe de entrever nosso pleno potencial de prazer — você pratica o tantra, a massagem erótica, a meditação orgásmica, o jejum sexual, dá-se o tempo e as disposições materiais necessárias para se oferecer gozos mais profundos? Bofe!

Pesca de preguiça

Mais do que com carneiros elétricos,[3] sonhamos com uma sexualidade preguiçosa. Em que o objeto e a técnica fariam o trabalho em nosso lugar, sem muitas

---

[2] N.T. 'Cavalos' se referem a homens estúpidos no trato com as mulheres; 'porcos' se referem a homens machistas; 'vacas' se referem a uma classe de mulheres certamente familiar ao leitor.
[3] N.T. Referência ao romance de ficção científica *Os androides sonham com carneiros elétricos?*, de autoria do americano Philip K. Dick, cuja adaptação para o cinema, *Blade Runner*, é um dos filmes mais conhecidos e celebrados de todos os tempos.

consequências. Em que o prazer cairia no prato, já cozido e, por que não, já temperado. Enquanto sociedade, estendemos esforços consideráveis para não alcançar uma vida sexual vibrante — fazemos, ao contrário, todo o possível para constrangê-la, confiná-la a espaços específicos (a cama, o sofá, a mesa da cozinha nos aniversários de casamento), a temporalidades específicas (depois da partida, mas antes do Netflix) e a relações específicas (alguém que nos ama e, melhor ainda, que nos merece).

> Não estamos prontos para o trans-humano, porque somos, ainda, no momento, ultrapassados pela amplitude do sexo "apenas" humano.

Se falamos tanto sobre sexo, é, sem dúvida, porque ele ocupa muito pouco espaço efetivo. E mesmo se passássemos um dia à segunda marcha (considero que rodamos em primeira), a exigência de sexualidade futura virá sempre depois dos nossos sonhos de imortalidade, de eterna juventude, de magreza, ou de superpotência física.

Admitamos antes de nos torturar: o sexo trans-humano não é, por hora, mais do que um sonho, a perspectiva de um objeto luxurioso muito mais do que uma iniciativa. Não estamos prontos para o trans-humano, porque somos, ainda, no momento, ultrapassados pela amplitude do sexo "apenas" humano — sabemos em que velocidade um atleta pode correr, mas ignoramos o quanto podemos gozar, não temos sequer um instrumento de medida.

Não queremos poder sexual, muito menos controle, pelo menos por enquanto: preferimos a absoluta vulnerabilidade, os prazeres da ignorância, a vertigem da liberação. Preferimos a condição humana. É um belo elogio feito ao sexo.

Elogio à sexualidade tediosa

Quem ainda faz o papai-mamãe? Todo mundo. Quem admitiria, sem complexos, tomando um café expresso? Talvez acrescentaria um pouco de sal (e talvez deixássemos nossos colegas tranquilos). Porque, desde que a cultura pop começou a nos infundir todos os dias novas sexualidades alternativas, não se ousa mais admitir de que se faz amor "à la papai" (expressão da qual seria preciso nos livrar antes que Freud se vire no túmulo).

O bastão toma a forma de romances *noire*, de videoclipes que empregam uma plástica sadomasoquista, de séries de TV em que ninguém mais se arrisca a fazer amor na cama (é tão confortável num helicóptero, em meio a um tiroteio).

> Desde que a cultura *pop* começou a nos infundir todos os dias novas sexualidades alternativas, não se ousa mais admitir que se faz amor "à la papai".

Sob o risco de uma uniformização, certamente: urgência = paixão; desejo = couro; amante perfeito = *bad boy*; mulher perturbada = sedutora... a lista é longa. Sob o risco também de deixar dúvidas nos cidadãos lambda,[1] cuja vida sexual não se assemelha àquela dos filmes, e que não desejam, de forma alguma, conhecer aquela vida: entreter uma libido

---

[1] N.T. Pessoa qualquer, por oposição a uma elite política, social ou cultural.

de inferno sete dias por semana, o ano inteiro, sem folga remunerada, e fazer as honras às duas loirinhas que o esperam na banheira é trabalho demais.

Hierarquia das práticas

Retornemos, então, ao tédio. Assistimos a uma confusão entre o sentimento em si e as práticas que se supõem constituir sua coluna vertebral. O papai-mamãe? Aborrecido, para não dizer outra coisa. A monogamia? Soporífera. A rotina, ainda que eficaz? A noite dos desesperados.

Essa sexualidade convencional leva um nome: o sexo baunilha, por oposição ao BDSM (bandagem, dominação, sadomasoquismo) e ao *queer* (o antro do bizarro) — não tente se fazer de mais esperto do que é, falando de sexo morango, ou de sexo chocolate com menta, porque, infelizmente, eles (os neologistas) não fazem de todos os sabores.

Notemos que a palavra "baunilha" é, sobretudo, usada pelas pessoas que se recusam a ser classificadas como tal: há nessa nomenclatura uma ligeira conotação de menosprezo. De baunilha, todo mundo gosta. A baunilha não subverte ninguém. A baunilha é o sorvete que se pede quando a causa está perdida, para ficar em segurança, que combina com todas as sobremesas.

Essa hierarquia das práticas é cômoda para todo mundo. Os esnobes sexuais podem se gabar de uma sexualidade audaciosa e progressista, bem superior à de seus colegas e vizinhos (pois quando se hierarquizam as práticas, hierarquizam-se as pessoas). Inversamente, os conservadores extremos veem aí uma fatalidade de suas próprias escolhas, ou uma justificação para suas infidelidades: "É bastante normal alargar os horizontes; com o tempo, fica-se entediado". Exceto que o tempo nada tem a ver com essa história.

Fugir para frente não faz sentido algum

Nada condena algumas práticas de serem intrinsecamente tediosas, exceto uma profecia autorrealizadora. Se nos colocamos todos de acordo em qualificar nosso cotidiano de tedioso, evidentemente, criamos as condições para nossa insatisfação.

Quando você pega o transporte público pela manhã, nada o/a impede de ler um romance policial eletrizante, de ouvir um podcast, ou se interessar pelos outros passageiros. Não se ouve regularmente que nossos contemporâneos se fazem de *experts* na arte de nunca se entediarem (siga meu olhar em direção ao Pokémon mais próximo)? A tal ponto que os filósofos falam em reabilitar o tédio como necessário à criatividade: não é estúpida, a baunilha.

O tédio está na cabeça, não nos gestos. Seria lógico que os profissionais do cinema pornográfico, ao cabo de alguns anos, torcessem a cara para tudo, exceto uma orgia com quarenta parceiros disfarçados de gladiadores do espaço, numa praia, ao sol poente. Quantas vezes podemos ir a um clube de *swing* e considerar a experiência arrebatadora? Quantos cenários seria preciso inventar, quantos *sextoys* seria preciso possuir? Fugir para frente não faz nenhum sentido. Ora, é justamente esse sentido que tempera os atos.

Inversamente, o famoso papai-mamãe pode revelar recursos insuspeitos. Recordemos, só para constar, que podemos trocar de parceiro: o que há de menos tedioso do que redescobrir os clássicos com uma pessoa inteiramente nova, da qual não se conhece as particularidades físicas e emocionais? E mesmo com o conjunto instalado, entedia-se apenas quando se abre mão de tentar se apaixonar. Não é uma questão de posição, de frequência ou de pessoa.

Janelas de oportunidade limitadas

O Larousse define tédio como "uma lassitude moral, uma impressão de vida, engendrando a melancolia, produzida pelo ócio, falta de interesse, monotonia". Nenhuma fatalidade nessa vacuidade: o ócio se combate pela ação, a falta de interesse pelo reinvestimento emocional, a monotonia pela invenção.

E não digo a ninguém que parta para Katmandu para se revitalizar em meios às cabras, em traje *furry* (isso quer dizer que você se veste de pelúcia). Pode-se inovar com seu parceiro & com o papai-mamãe & com um planejamento ainda idêntico (se tiver filhos, tem também, provavelmente, janelas de oportunidade limitadas para cultivar o aspecto carnal do seu casal): para as palavras, para as carícias, para a própria aceitação de que tudo não seja sempre novo — podemos rir disso juntos.

O sexo só é tedioso quando se esquece de olhar para si mesmo, de sentir, de prestar atenção no outro: você precisa mesmo elaborar, lá, em plena ação, a lista das tarefas da manhã seguinte? Como é possível que essa lista de tarefas esteja no topo de suas prioridades, mesmo enquanto o/a eleito/a dos deuses se encontra ali, à sua frente (e sem roupa, o que não atrapalha em nada)? O tédio é uma questão de ausência em relação ao momento. Esteja presente. Desligue o telefone — e desligue-se também dos problemas.

Outra, ninguém é realmente baunilha. Os estudos demonstram, um após o outro, que as fantasias "hard" são incrivelmente disseminadas: elas passaram a barra da normalidade (o domínio do sexo baunilha) há muito tempo.[2]

> O tédio é uma questão de ausência em relação ao momento. Esteja presente. Desligue o telefone – e desligue-se também dos problemas.

Misto de preguiça e mercantilismo

A orgia? Uma fantasia para 56% das mulheres. Dominar sexualmente nosso/a parceiro/a, sermos dominadas nós mesmas, dormir com um/a desconhecido/a? Excitante para mais de 50% das pessoas. Uma maioria de homens adoraria dormir com uma parceira muito mais jovem ou dona de seios bem pequenos (isso não lhe evoca nada?).

A razão pela qual continua a se falar em sexualidade tediosa, à qual se oporia o "bom" sexo, aquele ao qual deveríamos aspirar, salienta um misto de preguiça e mercantilismo.

Quer se procure lhe vender utensílios para quebrar o tédio — utensílios de que já dispõe no cérebro, ainda que os produtos de consumo possam lhe fornecer um *plus*, quer procure se desculpar de uma situação da qual seja o responsável.

> Dominar sexualmente nosso/a parceiro/a, sermos dominadas nós mesmas, dormir com um/a desconhecido/a? Excitante para mais de 50% das pessoas.

Não há práticas tediosas, só sua falta de motivação. Se você se chateia, pare de culpar o sexo baunilha: justamente porque esse sabor combina com tudo, ele lhe abre um campo infinito de possibilidades. Bom apetite.

---

[2] Ver Christian C. Joyal Amélie Cossette e Vanessa Lapierre. "What Exactly Is an Unusual Sexual Fantasy?" ("O que exatamente é uma fantasia sexual incomum"), *Journal of Sexual Medicine*, vol. 12, nº 2, fevereiro de 2015, p. 328-340.

Epílogo

Carta a um jovem que começa a sua vida sexual

CARA/CARO JOVEM,

Sinto-me bastante sem jeito em lhe escrever esta carta, porque meu campo de *expertise* — a sexualidade — já está canibalizado pelos conselhos. Dedadas, às vezes, úteis, às vezes, sufocantes, frequentemente, os dois ao mesmo tempo.

Ora, na sua idade, quando nos libertamos dos nossos pais, quando se experimenta a liberdade da vida estudantil e quando entramos no mundo dos adultos, não se quer que os outros nos digam o que fazer e em qual posição.

Partamos, então, dessa relação ambivalente entre a sexualidade e o conhecimento. Aqui, você faz frente a duas ladeiras escorregadias: recusar-se a saber (porque não se pode saber), ou fingir que sabe tudo (ou fingir que sabe o suficiente). Não escrevo "ladeiras escorregadias" à toa: nos dois casos, há algo que pode estragar sua existência. Claro que se pode saber e aprender coisas sobre a sexualidade! Claro que se quer saber tudo! Além do mais, como não compreender que, na sua idade, temos vontade de criar para nós um lugar no mundo!

Tenho certeza de que, à sua volta, não lhe faltam espécimes adultos estagnados em suas certezas. Essa obsessão pelas identidades fixas atravessa toda a sociedade. Seria necessário, antes de tudo, escolher seu campo: homem ou mulher, trans ou intersexo, homo ou heterossexual, bi ou assexual, dominante ou dominado…

Pessoalmente, acho que se fixar em uma categoria é um desserviço. Escolher é renunciar e mesmo se você se autocarimbar como "pansexual" na testa, irá se privar das possibilidades. Sobretudo, considera sua sexualidade como um ponto fixo e não como uma trajetória. Claro, estar em uma categoria nos faz sentir seguros. É confortável, aprendemos ninharias técnicas que funcionam mais ou menos (deixe-me adivinhar: penetração, boquete, cunilíngua), e pimba, lá vai o navio! A questão sexual é regrada. Um pouco como se alguém dissesse: li três livros, está bom, já conheço a questão literária.

DEIXAR AS JANELAS BEM ABERTAS

Quanto a mim, acredito que se pode aprender a se conhecer no movimento, deixando-se largas margens como autoestradas. A sexualidade não gosta de se deixar aprisionar, e a sua poderá muito bem durar ainda oito ou dez décadas (sim, sou otimista). Você, sem dúvida, não quer ficar imóvel em sua carreira, em suas amizades, em seus lazeres. Em matéria de sexualidade, é a mesma coisa. Se não se sente capaz, deixe as janelas de sua sexualidade bem abertas — e isso vale também para as janelas dos vizinhos.

Uma lésbica não faz necessariamente isto ou aquilo. Um homem não pensa necessariamente isto ou aquilo. Aceitando que os outros sejam radicalmente livres em suas próprias trajetórias, que sejam radicalmente livres em estar em desacordo com o que acha justo ou natural ou mesmo agradável, assim se poupa de sólidas decepções.

Evidentemente, viver em espaços de indefinição não significa que seja necessário renunciar à sua interioridade ou aos seus interesses. Pelo contrário. Um monte de indivíduos, especialmente aqueles que o amam, tentarão convencê-lo a se "apagar", se "eliminar": o amor consistiria em esquecer, o prazer estaria na dissolução, o bom amante se comportaria com abnegação, as lindas meninas ignorariam sua beleza... Cada vez que lhe exigirem que se ponha em segundo plano, poderão lhe impor opiniões ou práticas que não são suas. Como isso é cômodo!

RESISTIR ÀS TENTATIVAS DE CONTROLE

Desculpo-me antecipadamente, mas vou formular brutalmente: no estado atual da nossa cultura sexual, seu corpo é, ao mesmo tempo, o mais desejável e o mais vulnerável. É uma combinação perigosa. Isso significa que haverá uma grande quantidade de gurus, de pigmaleões, de iniciadoras e de aproveitadores que fingirão "se ocupar com você" (mas é claro...). Isso significa também que a vítima ideal de abuso é você — e que as pessoas mais suscetíveis de querer controlar sua sexualidade fazem parte do seu entorno (famílias, amigos, namoradas, namorados). Sei que é difícil compreender, mas você precisa entender. Eu lhe suplico, então, que cuide de sua dignidade... não deixando ninguém lhe explicar o que é a sua dignidade pessoal — senão, será ainda uma manipulação. Você pode ser digno em um mosteiro ou sobre quatro patas, à condição de consentir, e de ter refletido sobre as razões do seu consentimento (pode-se dizer sim por entusiasmo, por raiva de si mesmo, por lucidez, ou por falta dela).

Esse "egoísmo" não é natural. Sobretudo, quando se é um bom menino e um cavalheiro. Sobretudo, quando se é a filhinha querida, valorizada quando se coloca a serviço dos outros. Certamente, lhe disseram repetidas vezes que o egoísmo é um comportamento desprezível de criança mimada. Eu lhe proponho a minha definição: o egoísmo não consiste em se considerar *acima* dos outros, mas em colocar seu interesse à frente dos outros. A primeira boa vontade, você deve ao seu próprio corpo (e, como ele, às suas fantasias, limites, recantos de prazer ou de dor).

SER EGOÍSTA E ATENCIOSO

Nem sempre lhe disseram para não se levar a sério? Em matéria de sexualidade, leve-se muito a sério. Você não tem necessidade de "merecer" esse respeito de sua pessoa e do seu corpo: você é um ser humano, o respeito é automático — ponto final, não é negociável, embalado e pesado. Mesmo se você se considera um joão-ninguém ou uma maria-ninguém, mesmo se cometeu atos terríveis, mesmo se as preferências sejam banais, mesmo se está perdidamente apaixonado ou apaixonada, suas opiniões e seu sentimento são válidos. É a sua sexualidade. Você pode partilhá-la com os outros, mas ela pertence a você. Em consequência disso, você é prioritário, e essa pequena voz interior deve ser ouvida (inclusive quando ela sugere que a sexualidade, na verdade, não lhe interessa).

Essa reivindicação obstinada dos seus interesses é necessária para desejar, consentir, aceitar o prazer, comunicar, construir relações. Esse egoísmo não amputa seu potencial amoroso, ele o aumenta e o sublima. Você não terá grande coisa a oferecer se não se deu muito espaço para crescer. Saberá melhor respeitar a integridade dos seus parceiros se respeitar sua própria integridade. Para resumir meu raciocínio: o desafio consiste em impor sua liberdade e sua dignidade 1) aos outros (aqueles que o amam, aqueles que não o amam); 2) a si mesmo (nem sempre é fácil); 3) àqueles que acham que sabem mais — em cujo caso eu o/a convido a treinar desde já... discordando desta carta.

Este livro foi composto
em papel Pólen Soft LD 80g/m²
e impresso em abril de 2021

Que este livro dure até antes do fim do mundo